マンガと解説

中学生　宇津《うつ》成人《なると》くんと
高校生　尻沢《しりざわ》美香《うつか》さんの
うつ病治療記

松下　裕貴・塩月　一平・寺尾　岳
マンガ：松下　新菜
挿　絵：森　亜由実

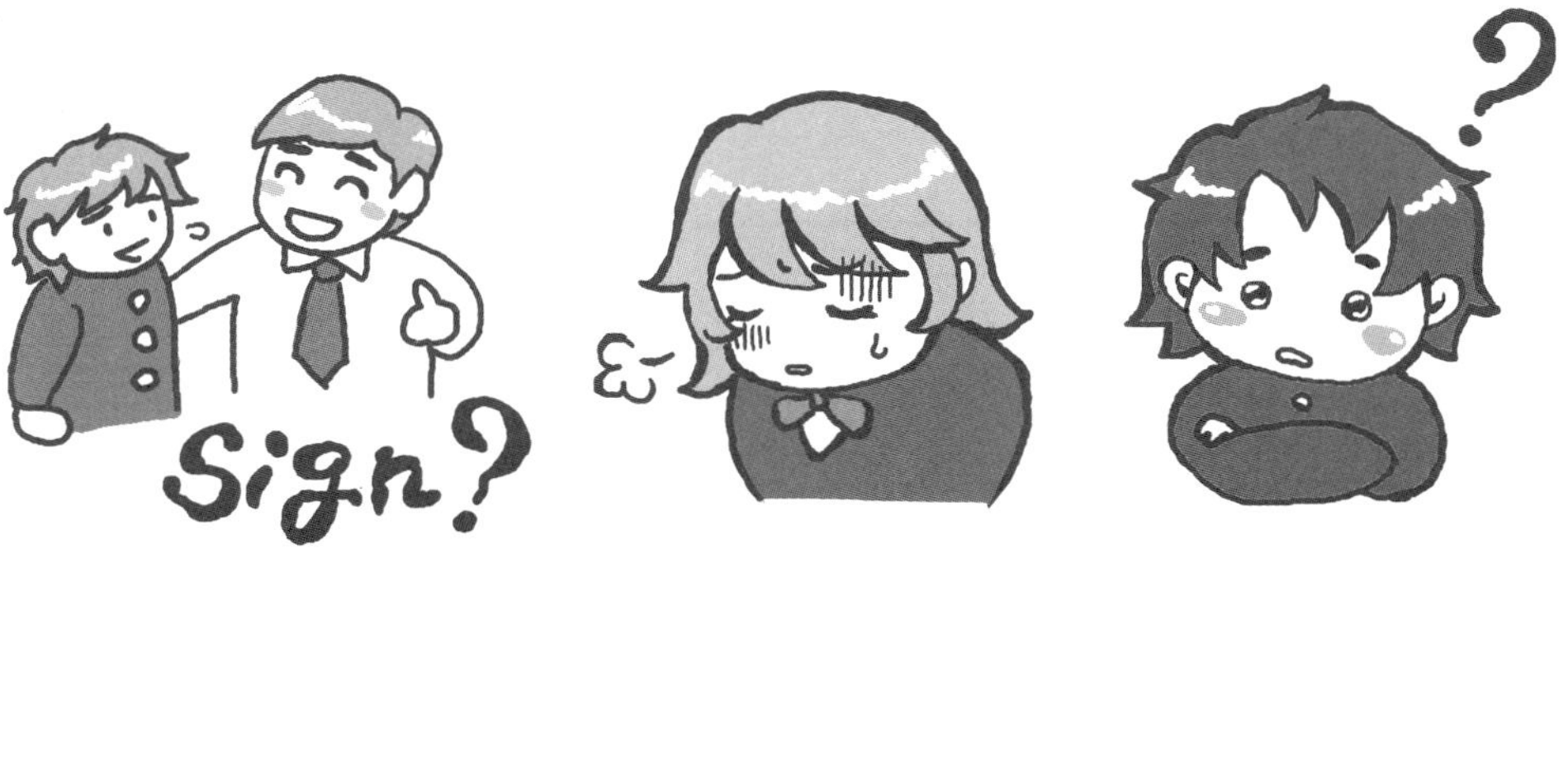

うつ病治療記
――中学生　宇津《うつ》成人《なると》くんと
高校生　尻沢《しりざわ》美香《うつか》さんの場合――

松下裕貴　大分大学医学部　精神神経医学講座　助教
塩月一平　大分大学医学部　精神神経医学講座　特任助教
寺尾　岳　大分大学医学部　精神神経医学講座　教授

「マンガ」
松下　新菜　大分大学医学部附属病院精神神科　元看護師
「挿絵」
森　亜由実　大分大学医学部　精神神経医学講座　医員

はじめに

みなさんは、自殺という言葉を聞いたことがあると思います。そして、日本という国がそのほかの国とくらべて、自殺が多い国であることを知っている人がいるかもしれません。自殺は、その字のごとく、自分を殺してしまうことです。しかし、いきなり自殺をするわけではなく、うつ病など心の病気になることで自殺を考え、悩んだ後に苦しみから逃れるために自殺をしてしまう方が少なくないのです。したがって、自殺を防ぐには、まずその前段階のうつ病のことをよく知ってもらい、適切な対応をとってもらうことが大事なのです。

この本では、うつ病についてマンガを使ってわかりやすく説明することで、皆さんにうつ病のことを少しでもわかってもらおうと考えました。自分やお友達が、もしうつ病になった時にはどうすれば良いのか具体的に説明しました。マンガの後にふろくをつけ、皆さんへうつ病の説明を行い、ご両親や先生向けの解説もつけました。

この本が今現在、うつ病で悩んでいる方や将来、うつ病になるかもしれない方々、そしてご家族や先生方のお役にたてれば幸いです。

二〇〇八年　十一月

寺尾　岳

目　次

はじめに …… 3
第一章　マンガ 中学生のうつ病記 …… 9
Case 1　なるとくんの場合 …… 11
ふろく　～うつ病の説明～（中学生編） …… 31
お父さん・お母さんのためのマンガ簡単解説！（中学生編） …… 34
第二章　マンガ 高校生のうつ病記 …… 39
Case 2　うつかさんの場合 …… 41
ふろく　～うつ病の説明～（高校生編） …… 64
バールソン自己記入式抑うつ評価尺度 …… 67
バールソン自己記入式抑うつ評価尺度採点方法 …… 68
お父さん・お母さんのためのマンガ簡単解説！（高校生編） …… 69

第三章 うつ病について …… 75
うつ病って何？ …… 76
①うつ病についてのあらまし …… 77
②うつ病の症状 …… 80
③うつ病の診断 …… 82
うつ病の診断基準 …… 83
④うつ病の治療 …… 84
⑤うつ病と自殺 …… 86
●こんなときどうする？（Part 1 試験） …… 88

第四章 うつ病への対応 …… 89
Ⅰ 両親の対応 …… 91
①うつ病のサインに気づく …… 91
●こんなときどうする？（Part 2 何も話してくれない場合） …… 94
②うつ病の身体症状について …… 96
③適切な医療機関，相談窓口を知っておく …… 98

④治療中の対応……100
⑤うつ病の薬について……102
⑥復学にむけて……104
⑦再発予防……106

Ⅱ　教師の対応……108
①うつ病のサインに気づく……109
②うつ病の治療……111
③学校に登校し始める時期……111
④うつ病の薬について……112
⑤医療機関との連携……113
●こんなときどうする？（Part 3　リストカット，暴力，過食）……115

参考図書……117
あとがき……118

第一章

マンガ　中学生のうつ病記

中学生編のマンガの場面中に、注目ポイントとして「注①～注⑮」までの番号をうっています。マンガの最後に番号毎に説明がありますので参考にされてください。

Case 1　なるとくんの場合

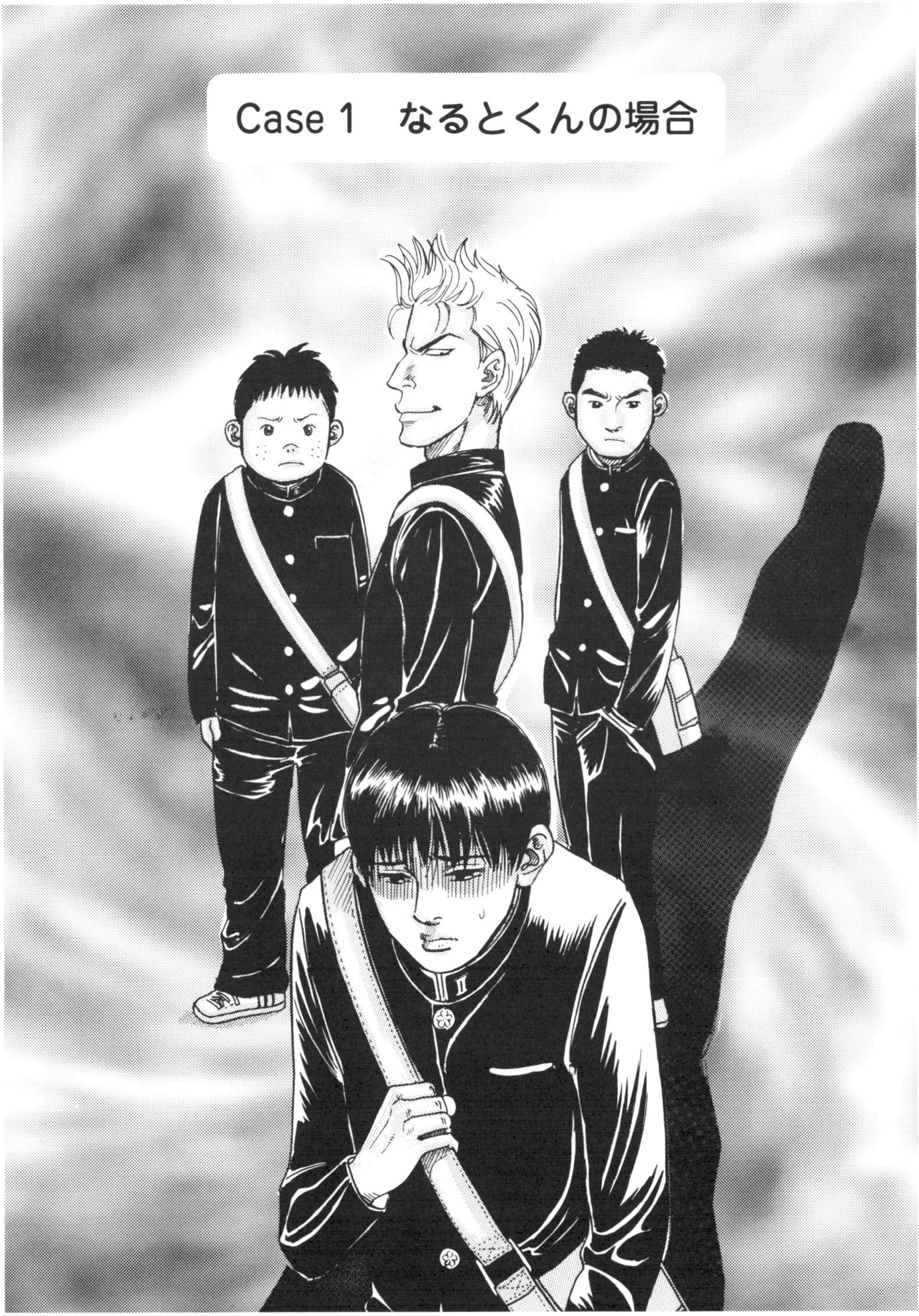

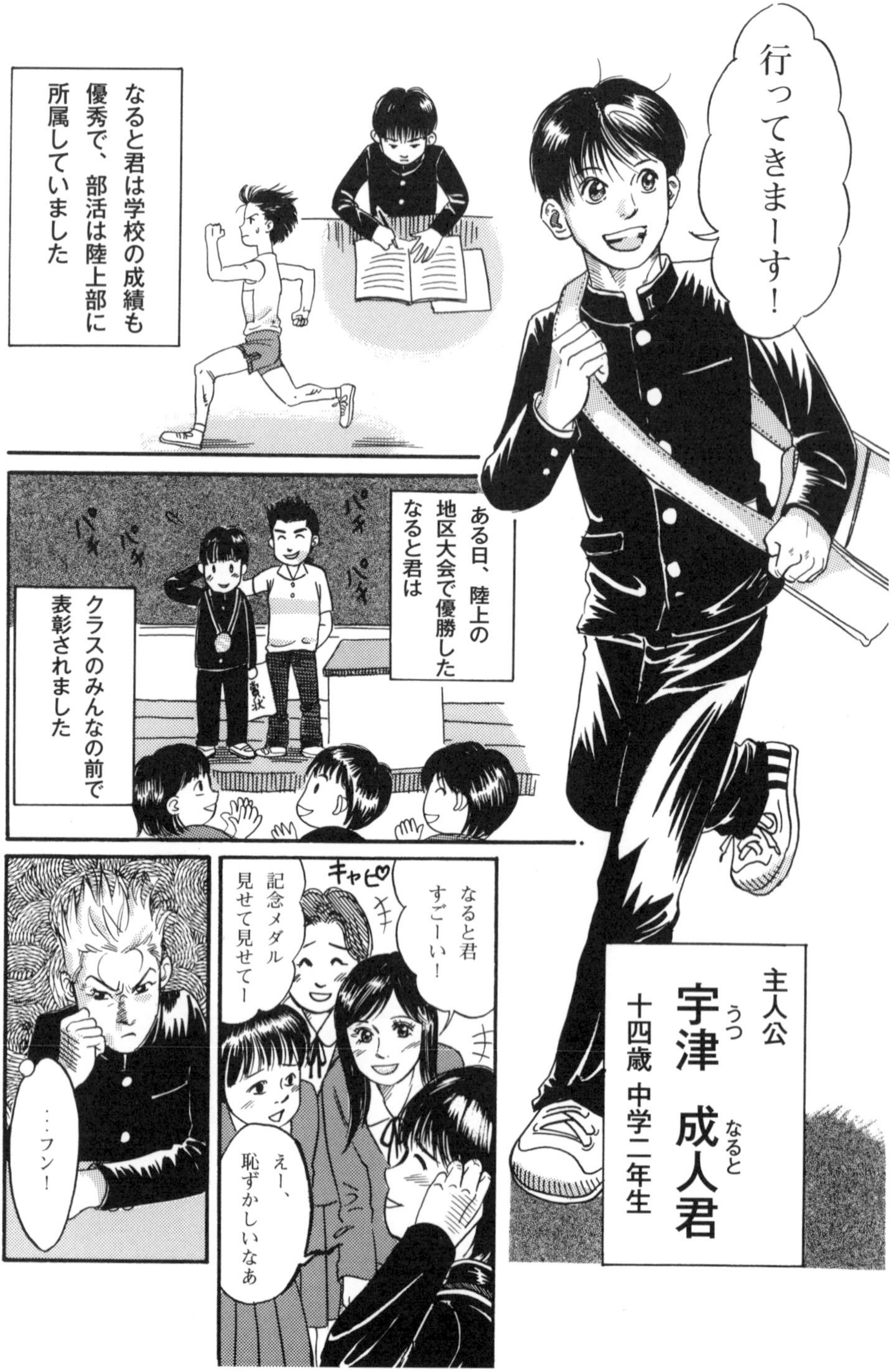
行ってきまーす!
主人公
宇津《うつ》 成人《なると》君
十四歳 中学二年生
なると君は学校の成績も優秀で、部活は陸上部に所属していました
ある日、陸上の地区大会で優勝したなると君は
クラスのみんなの前で表彰されました
パチ
パチ
パチ
パチ
賞状
なると君すごーい!
記念メダル見せて見せてー
キャピ♡
えー、恥ずかしいなぁ
…フン!

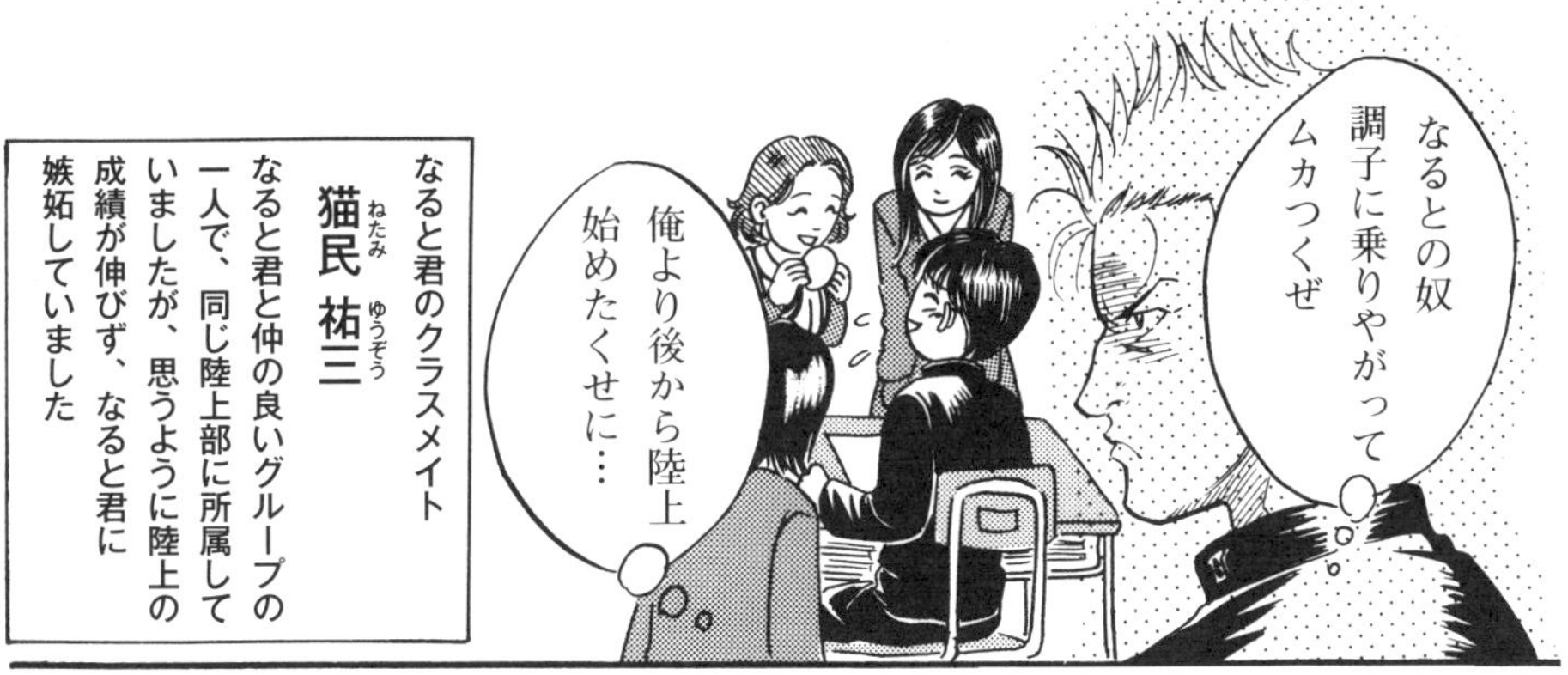
なるとの奴
調子に乗りやがって
ムカつくぜ
俺より後から陸上
始めたくせに…
なると君のクラスメイト
猫民《ねたみ》 祐三《ゆうぞう》
なると君と仲の良いグループの一人で、同じ陸上部に所属していましたが、思うように陸上の成績が伸びず、なると君に嫉妬していました

その日の放課後・・・

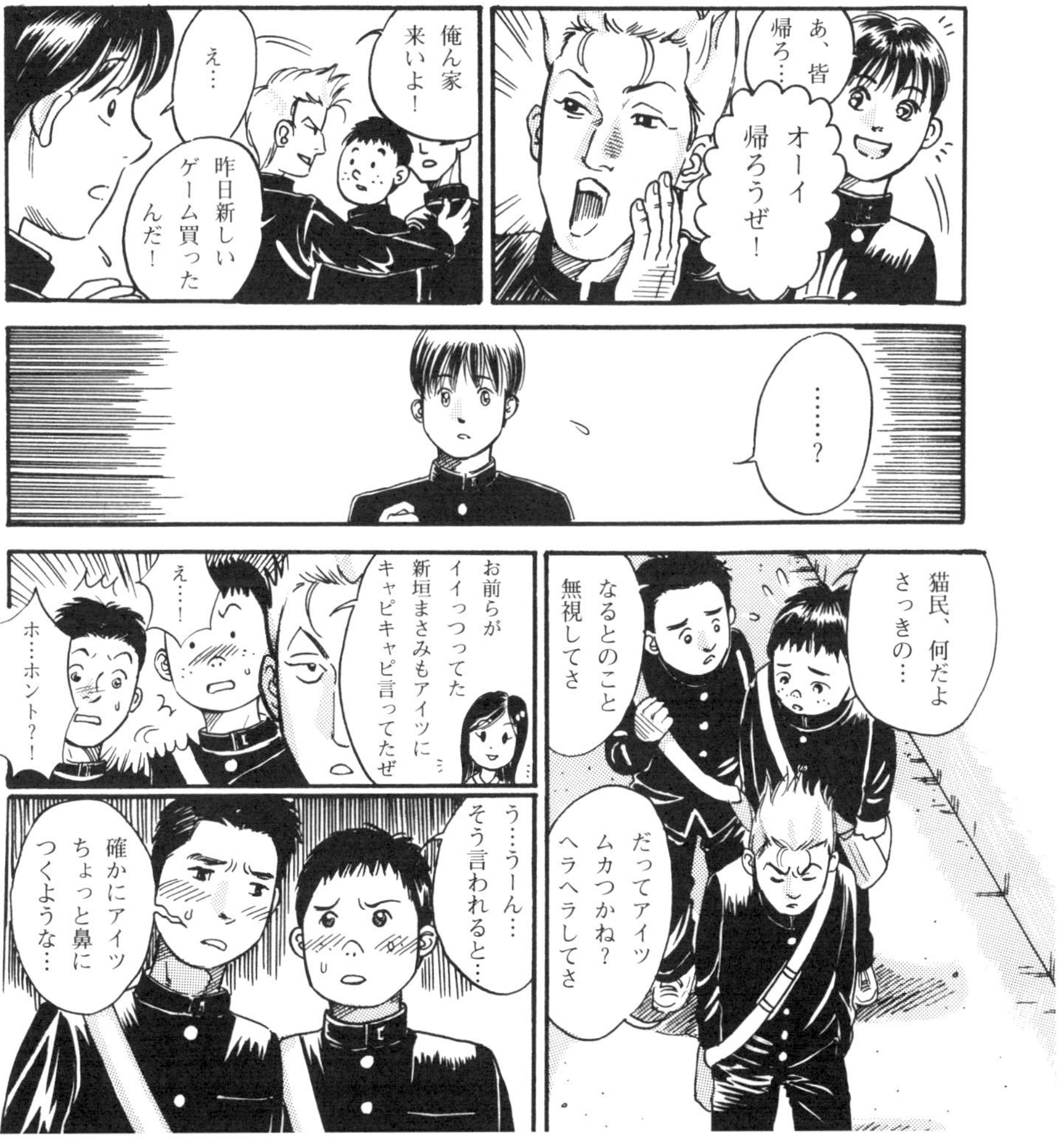
あ、皆
帰ろ…
オーイ
帰ろうぜ!
俺ん家
来いよ!
昨日新しい
ゲーム買った
んだ!
え…
……?
猫民、何だよ
さっきの…
なるとのこと
無視してさ
だってアイツ
ムカつかね?
ヘラヘラしてさ
お前らが
イイっつってた
新垣まさみもアイツに
キャピキャピ言ってたぜ
え…!
ホ…ホント?!
う…うーん…
そう言われると…
確かにアイツ
ちょっと鼻に
つくような…

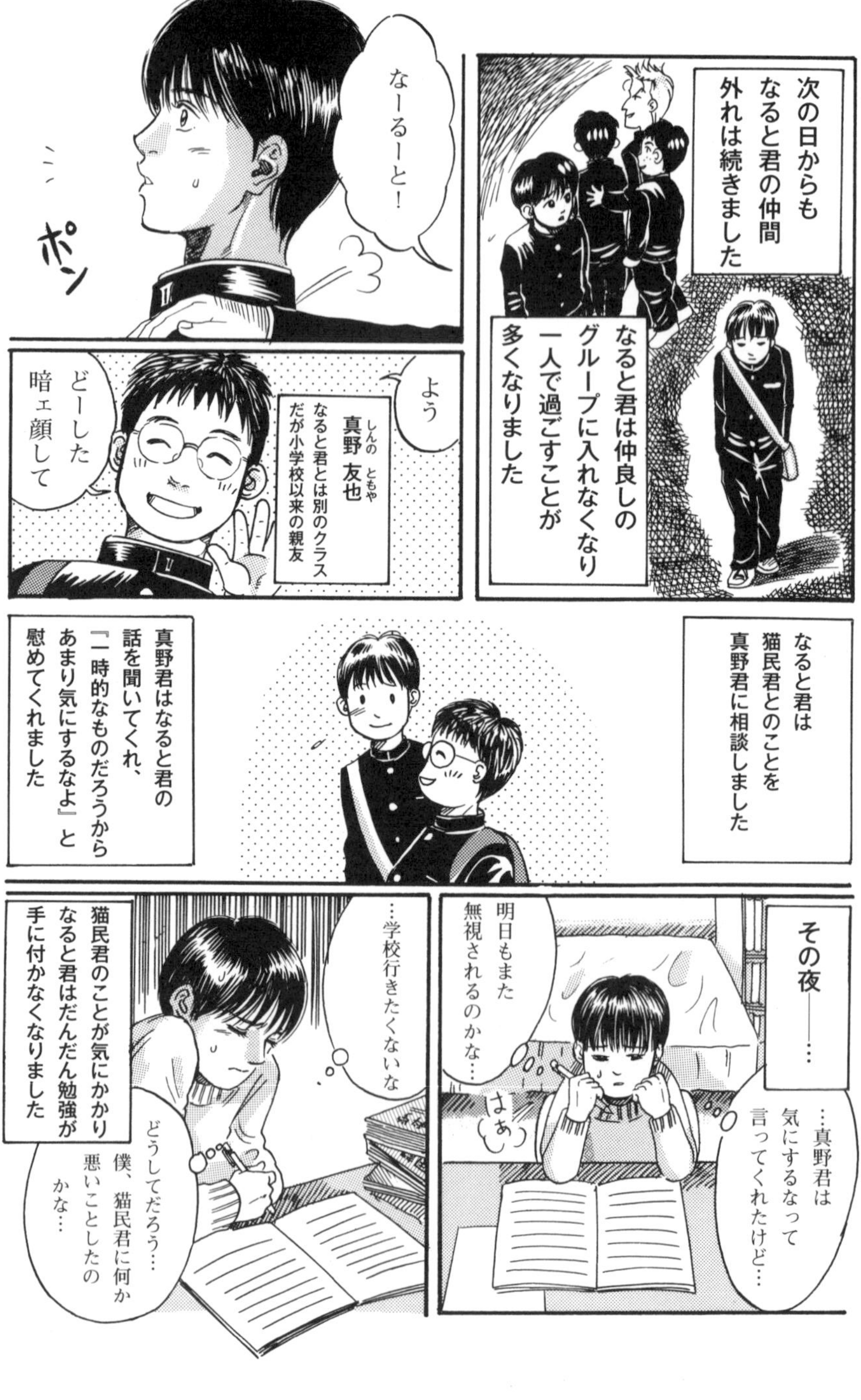

次の日からも
なると君の仲間
外れは続きました
なると君は仲良しの
グループに入れなくなり
一人で過ごすことが
多くなりました
なーるーと！
ポン
よう
真野《しんの》 友也《ともや》
なると君とは別のクラス
だが小学校以来の親友
どーした
暗ェ顔して
なると君は
猫民君とのことを
真野君に相談しました
真野君はなると君の
話を聞いてくれ、
『一時的なものだろうから
あまり気にするなよ』と
慰めてくれました
その夜――…
明日もまた
無視されるのかな…
…真野君は
気にするなって
言ってくれたけど…
はぁ
…学校行きたくないな
猫民君のことが気にかかり
なると君はだんだん勉強が
手に付かなくなりました
どうしてだろう…
僕、猫民君に何か
悪いことしたの
かな…

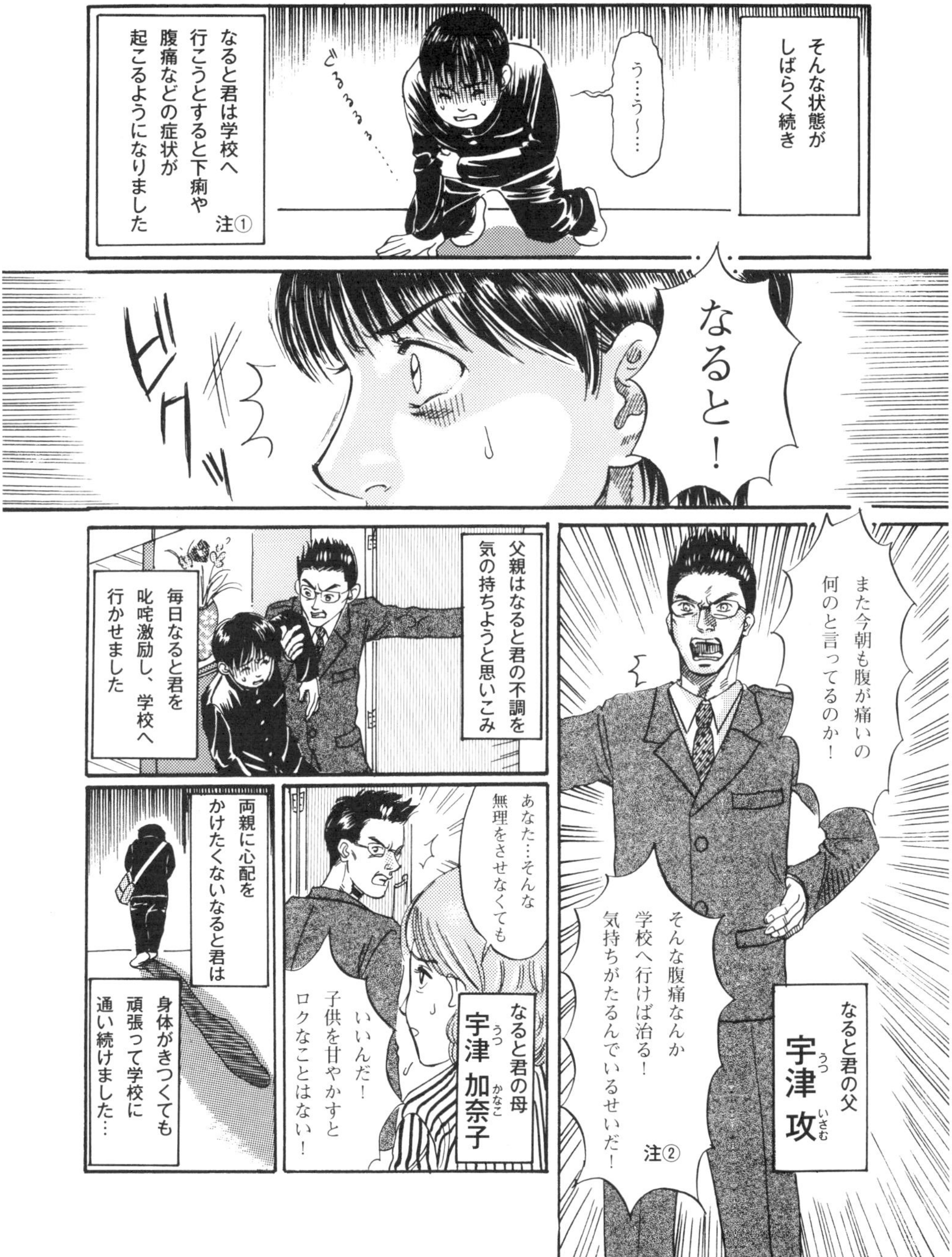
そんな状態がしばらく続き
う…う～…
なると君は学校へ行こうとすると下痢や腹痛などの症状が起こるようになりました
注①
なると！
ビクッ
また今朝も腹が痛いの何のと言ってるのか！
なると君の父
宇津《うつ》攻《いさむ》
そんな腹痛なんか学校へ行けば治る！気持ちがたるんでいるせいだ！
注②
父親はなると君の不調を気の持ちようと思いこみ
毎日なると君を叱咤激励し、学校へ行かせました
あなた…そんな無理をさせなくても
なると君の母
宇津《うつ》加奈子《かなこ》
いいんだ！子供を甘やかすとロクなことはない！
両親に心配をかけたくないなると君は
身体がきつくても頑張って学校に通い続けました…

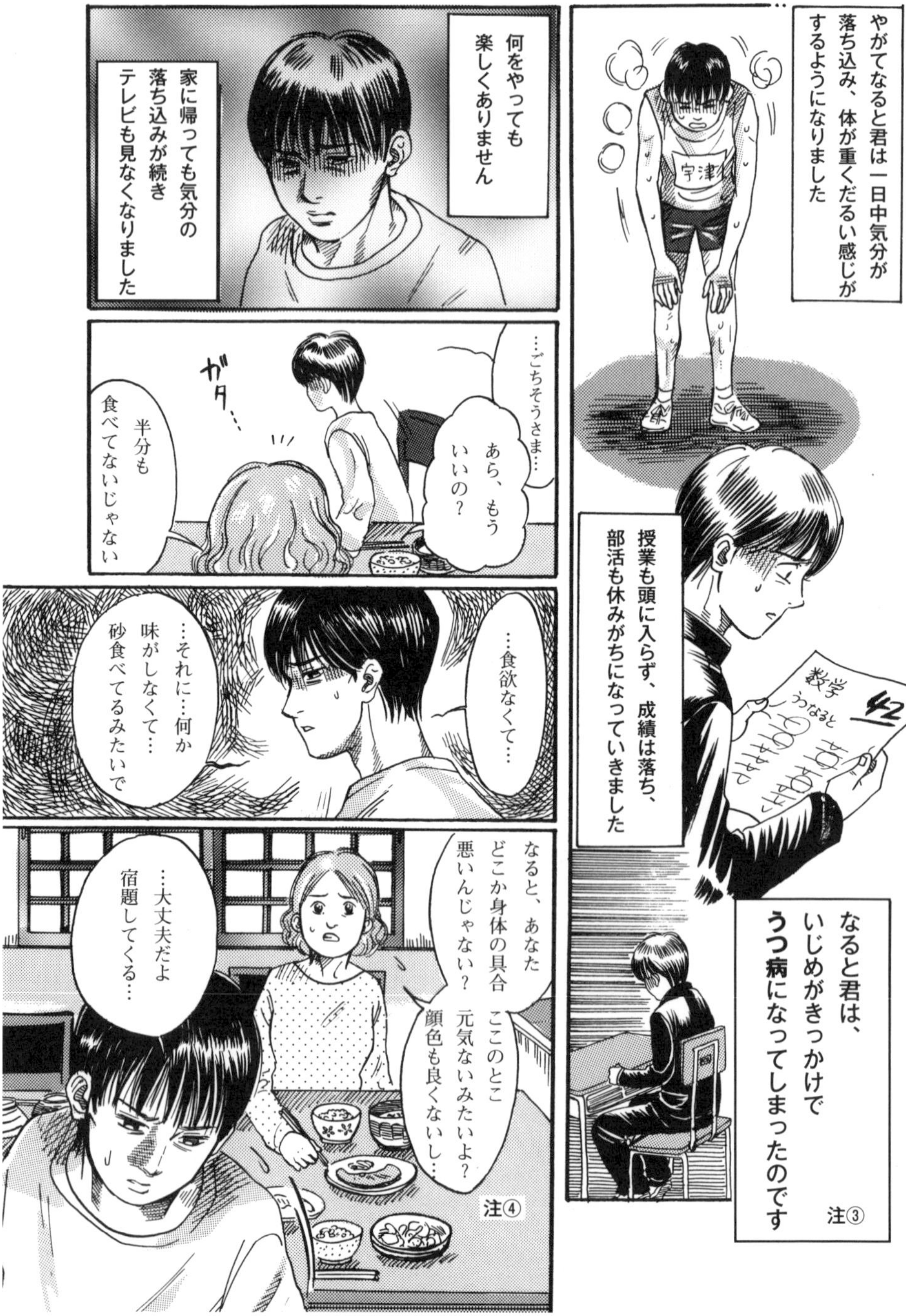
やがてなると君は一日中気分が落ち込み、体が重くだるい感じがするようになりました
宇津
何をやっても楽しくありません
家に帰っても気分の落ち込みが続きテレビも見なくなりました
授業も頭に入らず、成績は落ち、部活も休みがちになっていきました
数学
うなると
42
…ごちそうさま…
ガタ…
あら、もういいの？
半分も食べてないじゃない
…食欲なくて…
…それに…何か味がしなくて…砂食べてるみたいで
なると君は、いじめがきっかけで**うつ病**になってしまったのです
注③
なると、あなたどこか身体の具合悪いんじゃない？
ここのとこ元気ないみたいよ？顔色も良くないし…
…大丈夫だよ宿題してくる…
注④

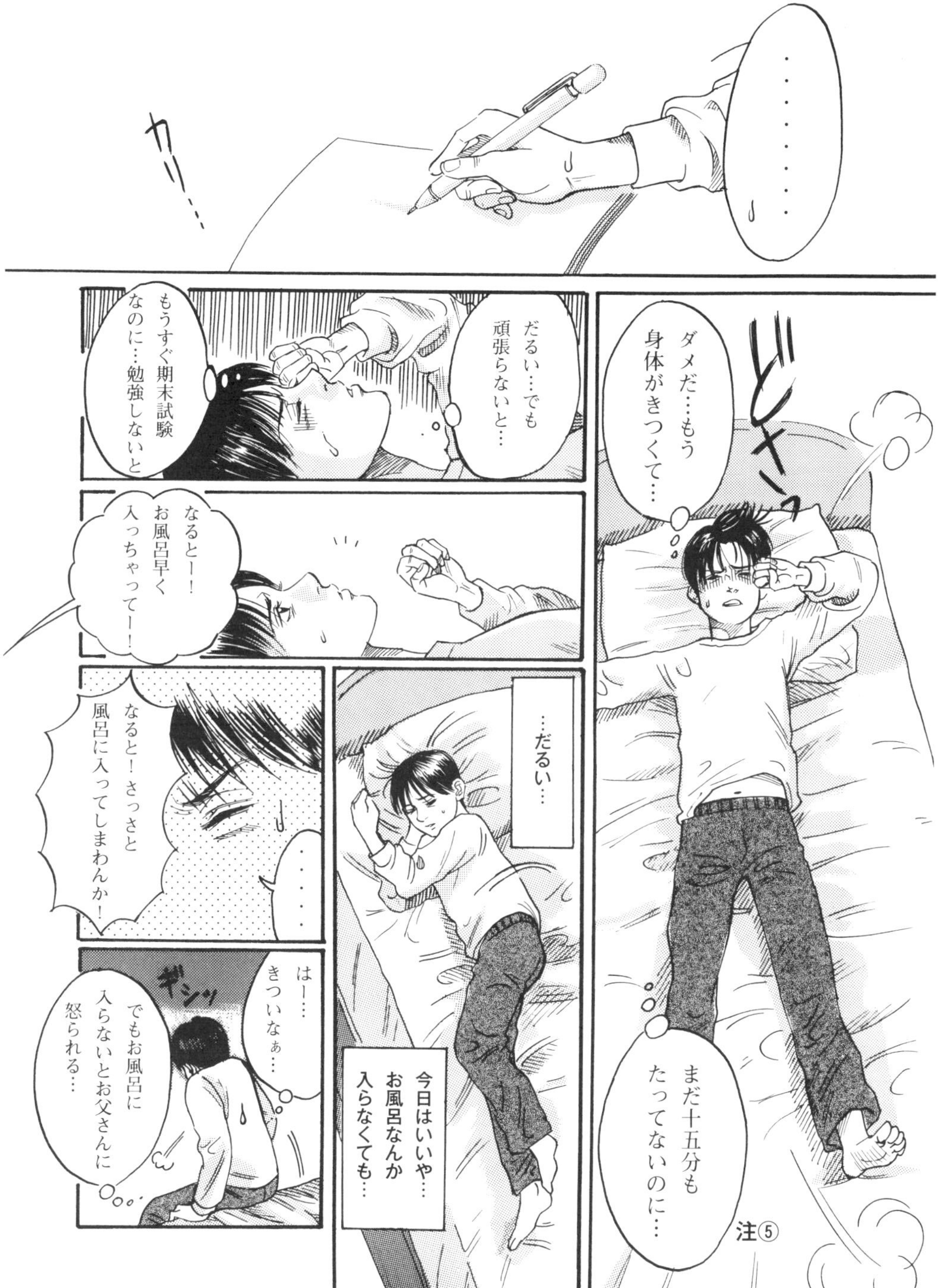
カリ・・・
…………
ダメだ…もう身体がきつくて…
まだ十五分もたってないのに…
注⑤
だるい…でも頑張らないと…
もうすぐ期末試験なのに…勉強しないと
なると－！お風呂早く入っちゃって－！
…だるい…
今日はいいや…お風呂なんか入らなくても…
……
なると！さっさと風呂に入ってしまわんか!
はー…きついなぁ…
ギシッ
でもお風呂に入らないとお父さんに怒られる…

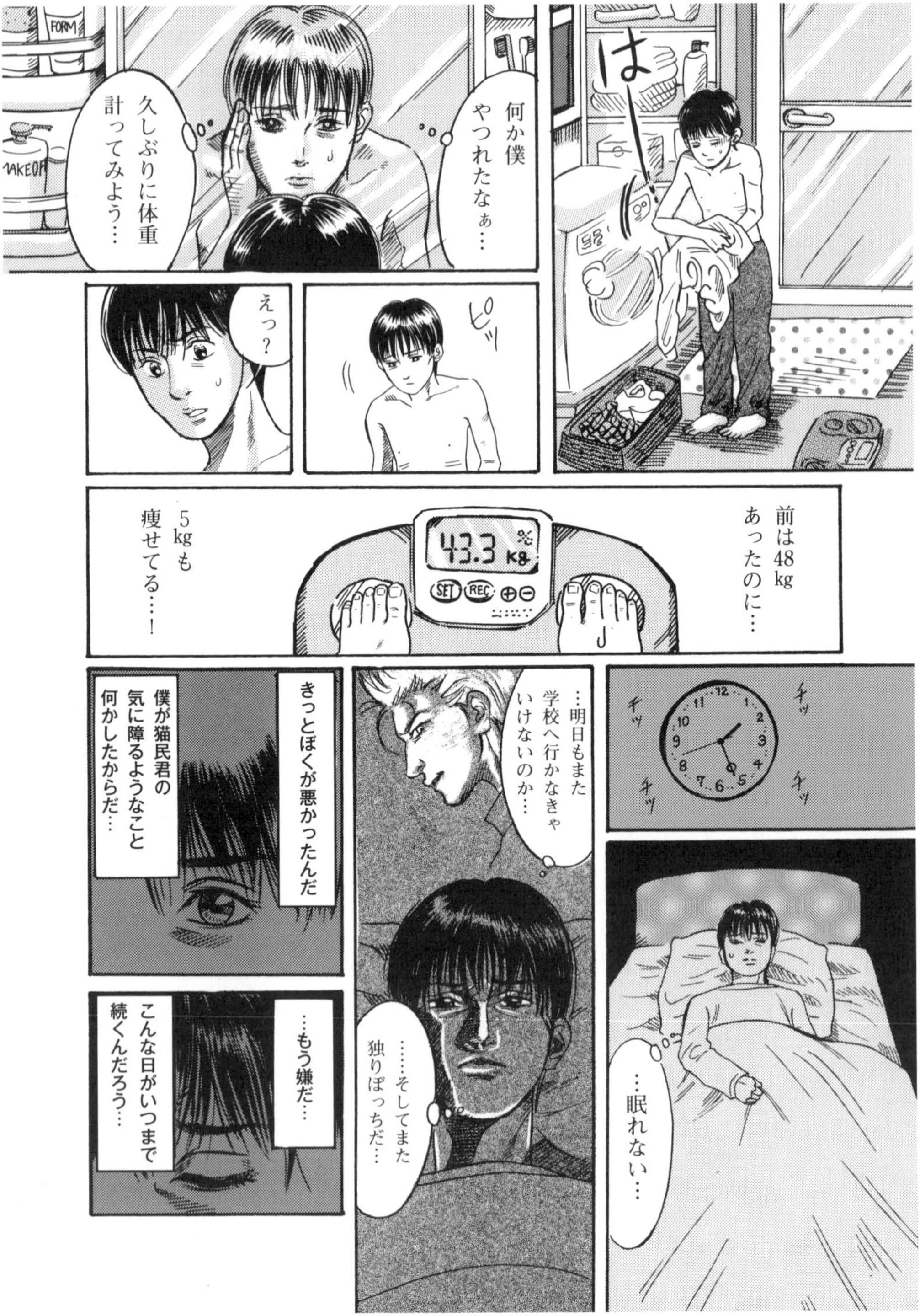

はー
何か僕やつれたなぁ…
久しぶりに体重計ってみよう…
ピッ
えっ？
前は48kgあったのに…
43.3 kg
SET REC
5kgも痩せてる…！
チッ
チッ
チッ
チッ
…眠れない…
…明日もまた学校へ行かなきゃいけないのか…
……そしてまた独りぼっちだ…
きっとぼくが悪かったんだ
僕が猫民君の気に障るようなこと何かしたからだ…
…もう嫌だ…
こんな日がいつまで続くんだろう…

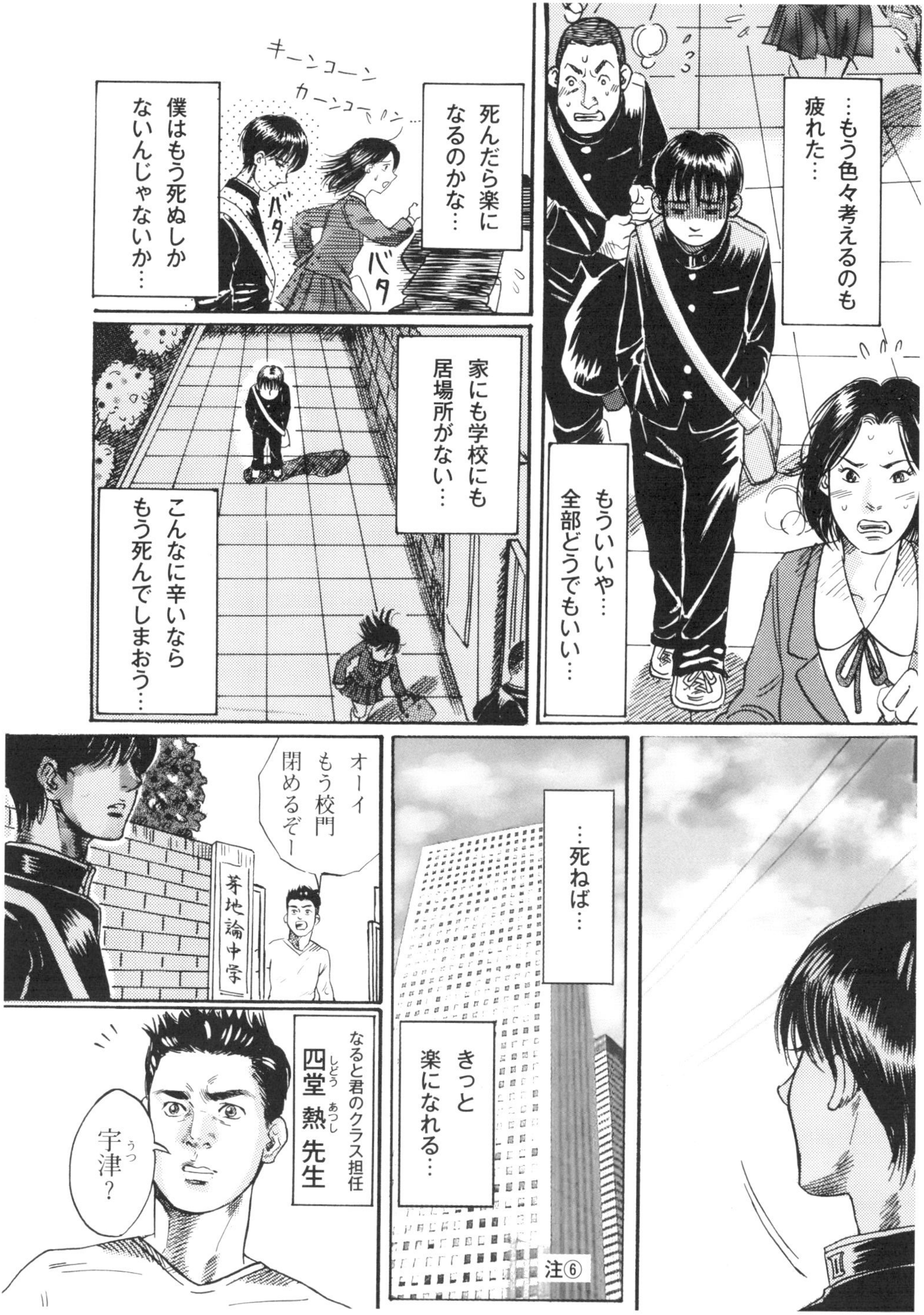
…もう色々考えるのも疲れた…
もういいや…全部どうでもいい…
キーンコーン
カーンコーン…
死んだら楽になるのかな…
バタ
バタ
僕はもう死ぬしかないんじゃないか…
家にも学校にも居場所がない…
こんなに辛いならもう死んでしまおう…
…死ねば…
きっと楽になれる…
注⑥
オーイ もう校門 閉めるぞー
芽地論中学
なると君のクラス担任
四堂《しどう》熱《あつし》先生
宇津《うつ》？

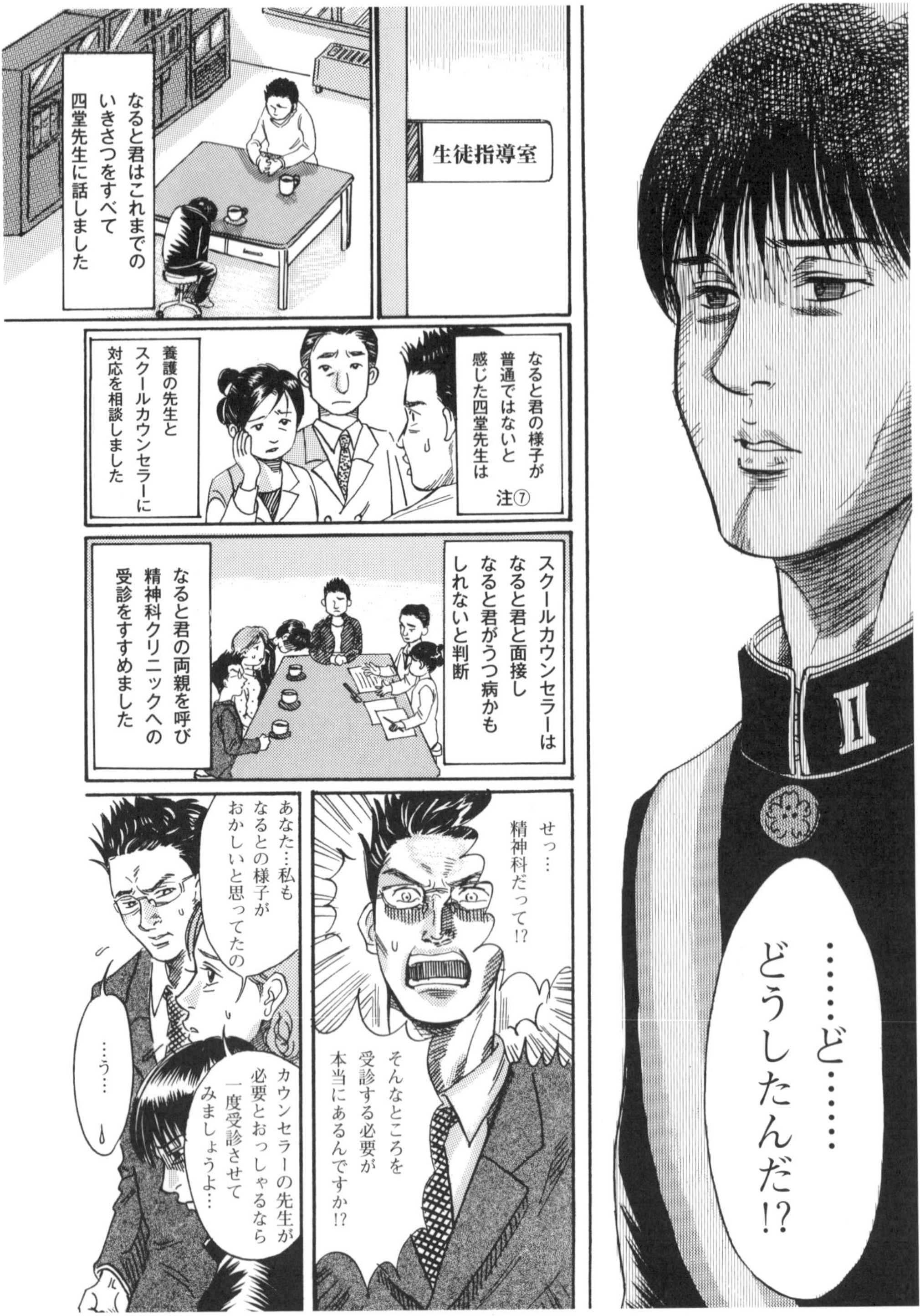
……ど……
どうしたんだ!?
生徒指導室
なると君はこれまでのいきさつをすべて四堂先生に話しました
なると君の様子が普通ではないと感じた四堂先生は
注⑦
養護の先生とスクールカウンセラーに対応を相談しました
スクールカウンセラーはなると君と面接しなると君がうつ病かもしれないと判断
なると君の両親を呼び精神科クリニックへの受診をすすめました
せっ…精神科だって!?
そんなところを受診する必要が本当にあるんですか!?
あなた…私もなるとの様子がおかしいと思ってたの
…う…
カウンセラーの先生が必要とおっしゃるなら一度受診させてみましょうよ…

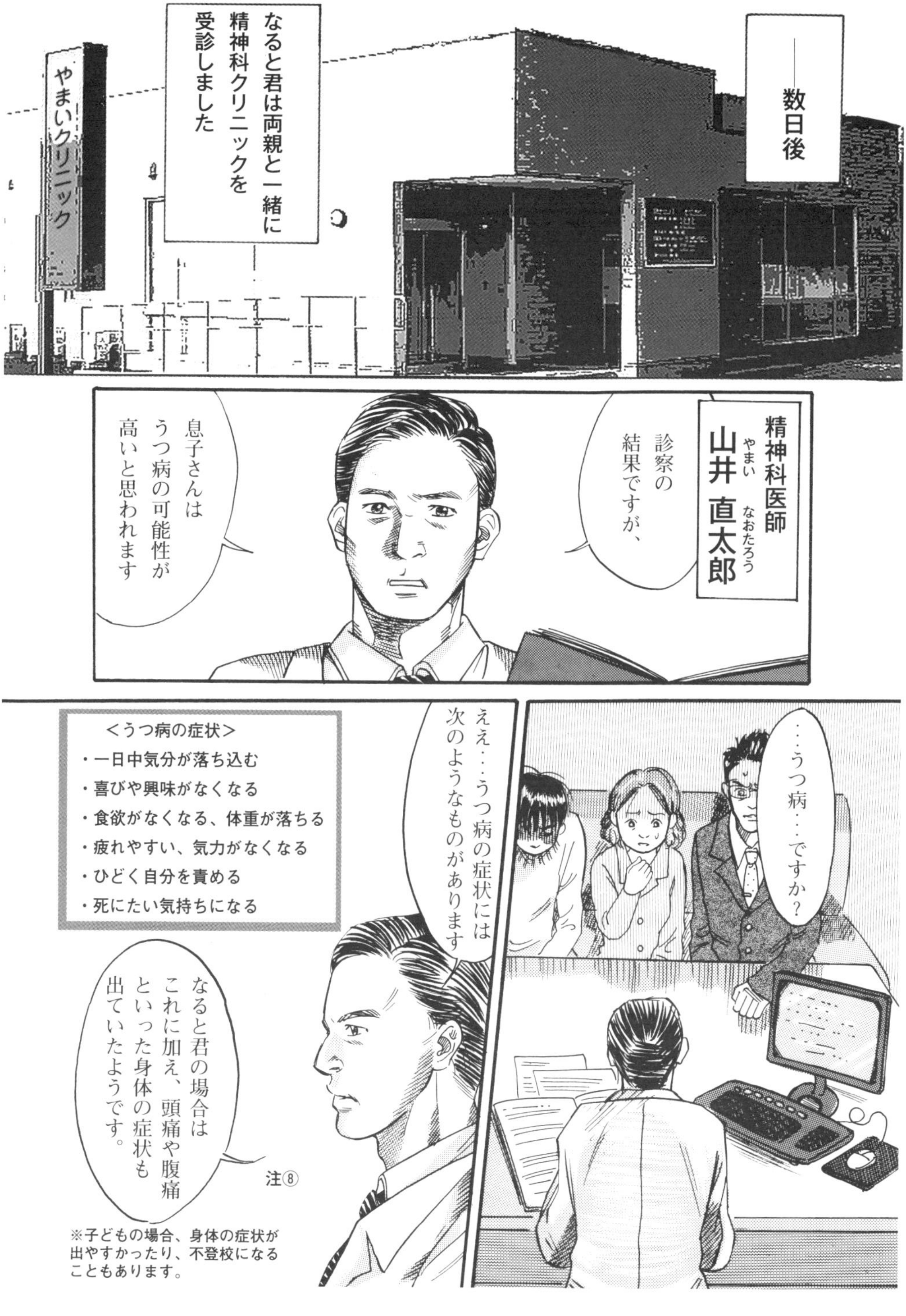

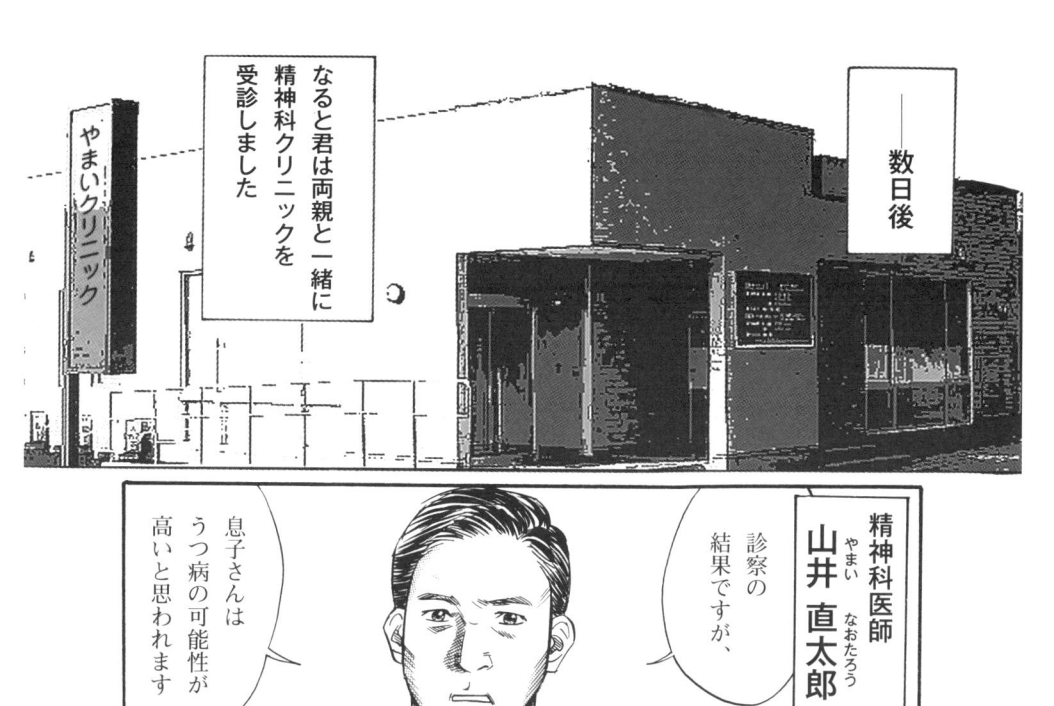

――数日後
なると君は両親と一緒に精神科クリニックを受診しました
やまいクリニック
精神科医師 山井《やまい》 直太郎《なおたろう》
診察の結果ですが、
息子さんはうつ病の可能性が高いと思われます
…うつ病…ですか？
ええ…うつ病の症状には次のようなものがあります
<うつ病の症状>
・一日中気分が落ち込む
・喜びや興味がなくなる
・食欲がなくなる、体重が落ちる
・疲れやすい、気力がなくなる
・ひどく自分を責める
・死にたい気持ちになる
なると君の場合はこれに加え、頭痛や腹痛といった身体の症状も出ていたようです。
注⑧
※子どもの場合、身体の症状が出やすかったり、不登校になることもあります。

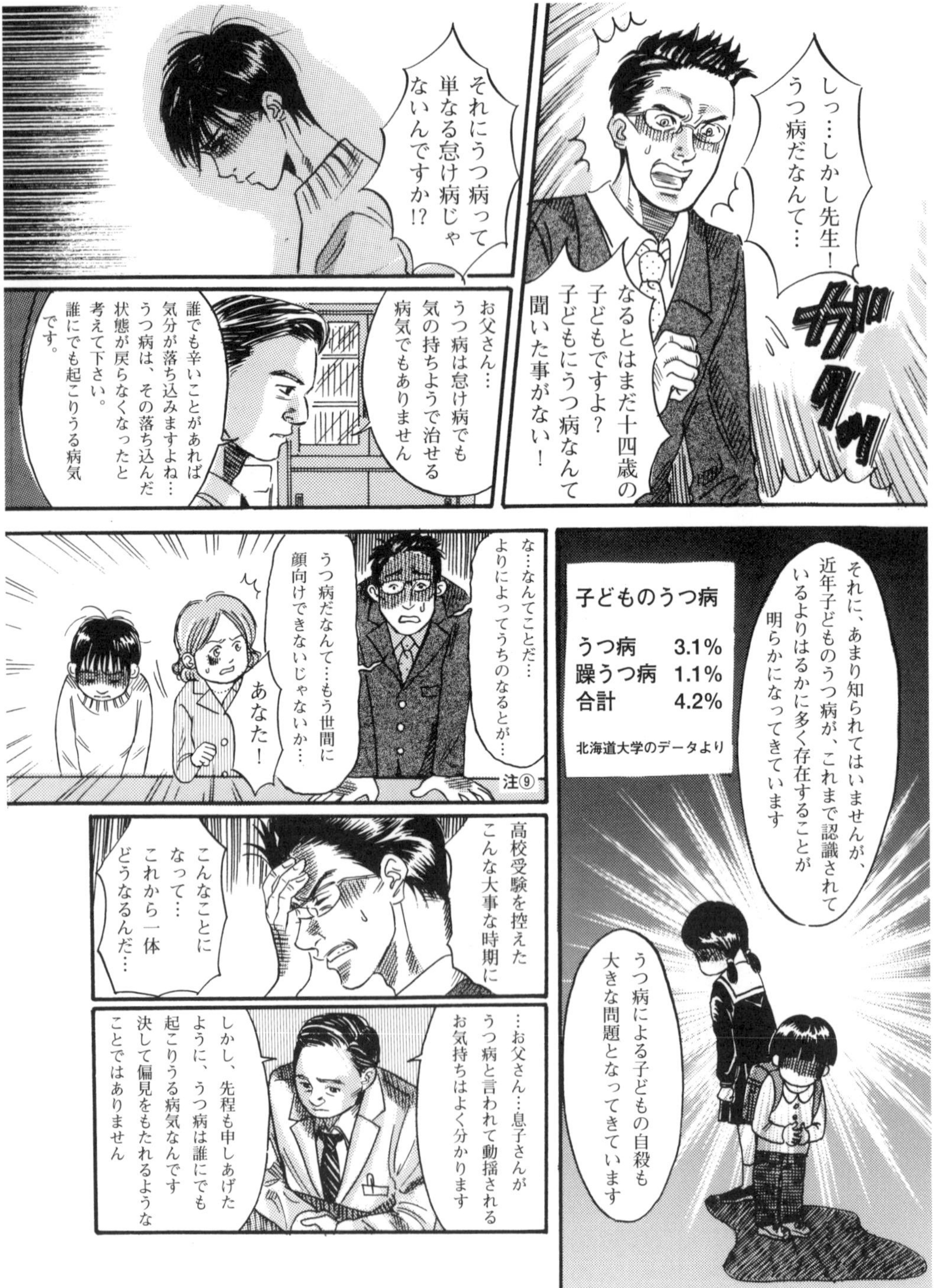
しっ…しかし先生！うつ病だなんて…
ガタッ
なるとはまだ十四歳の子どもですよ？子どもにうつ病なんて聞いた事がない！
それにうつ病って単なる怠け病じゃないんですか!?
お父さん…うつ病は怠け病でも気の持ちようで治せる病気でもありません
誰でも辛いことがあれば気分が落ち込みますよね…うつ病は、その落ち込んだ状態が戻らなくなったと考えて下さい。誰にでも起こりうる病気です。
それに、あまり知られてはいませんが、近年子どものうつ病が、これまで認識されているよりはるかに多く存在することが明らかになってきています
子どものうつ病
うつ病 3.1%
躁うつ病 1.1%
合計 4.2%
北海道大学のデータより
うつ病による子どもの自殺も大きな問題となってきています
な…なんてことだ…よりによってうちのなるとが…
うつ病だなんて…もう世間に顔向けできないじゃないか…
あなた！
注⑨
高校受験を控えたこんな大事な時期に
こんなことになって…これから一体どうなるんだ…
…お父さん…息子さんがうつ病と言われて動揺されるお気持ちはよく分かります
しかし、先程も申しあげたように、うつ病は誰にでも起こりうる病気なんです決して偏見をもたれるようなことではありません

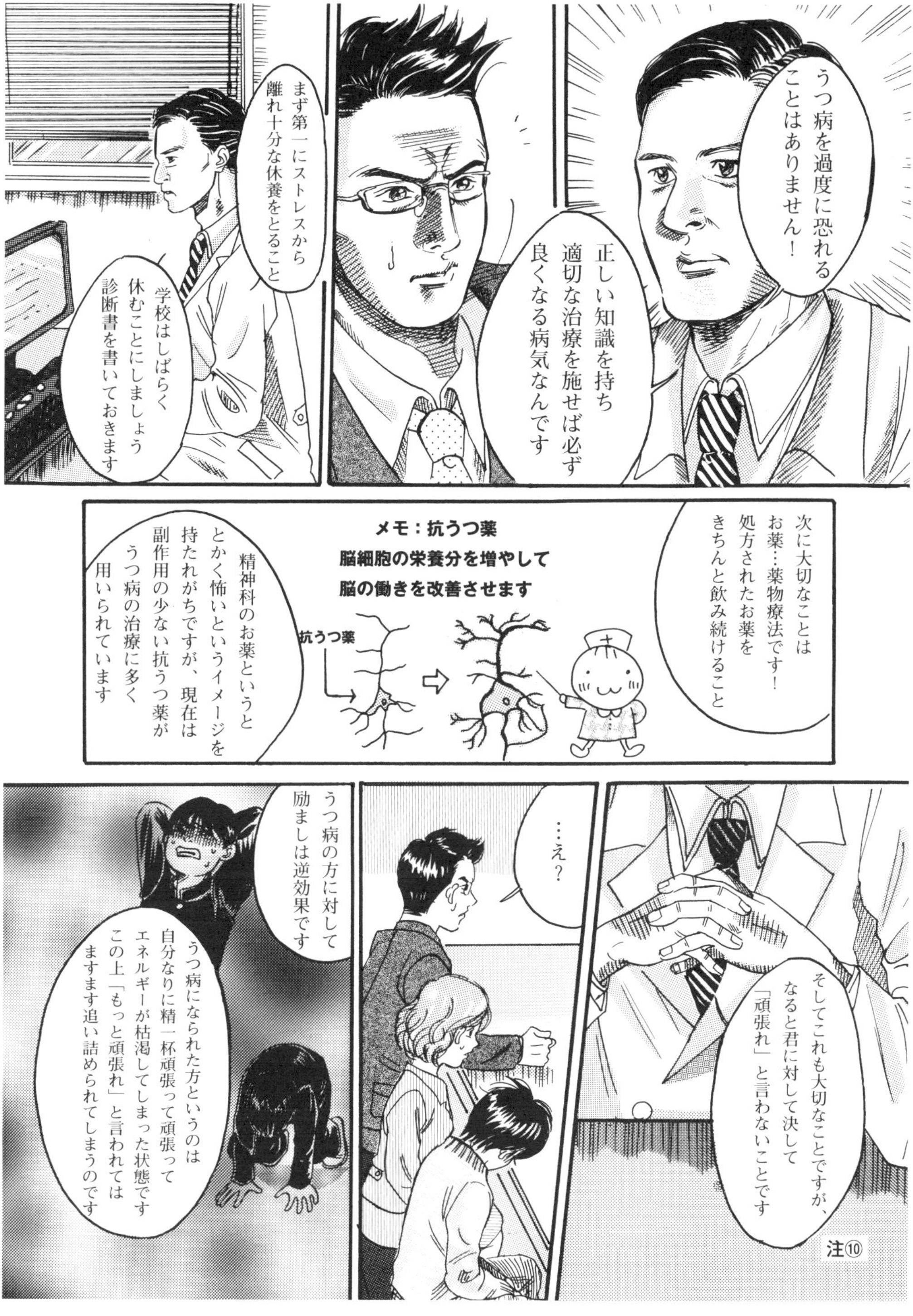
うつ病を過度に恐れることはありません！
正しい知識を持ち適切な治療を施せば必ず良くなる病気なんです
まず第一にストレスから離れ十分な休養をとること
学校はしばらく休むことにしましょう診断書を書いておきます
次に大切なことはお薬…薬物療法です！処方されたお薬をきちんと飲み続けること
メモ：抗うつ薬
脳細胞の栄養分を増やして
脳の働きを改善させます
抗うつ薬
精神科のお薬というとかく怖いというイメージを持たれがちですが、現在は副作用の少ない抗うつ薬がうつ病の治療に多く用いられています
そしてこれも大切なことですが、なると君に対して決して「頑張れ」と言わないことです
注⑩
…え？
うつ病の方に対して励ましは逆効果です
うつ病になられた方というのは自分なりに精一杯頑張って頑張ってエネルギーが枯渇してしまった状態ですこの上「もっと頑張れ」と言われてはますます追い詰められてしまうのです

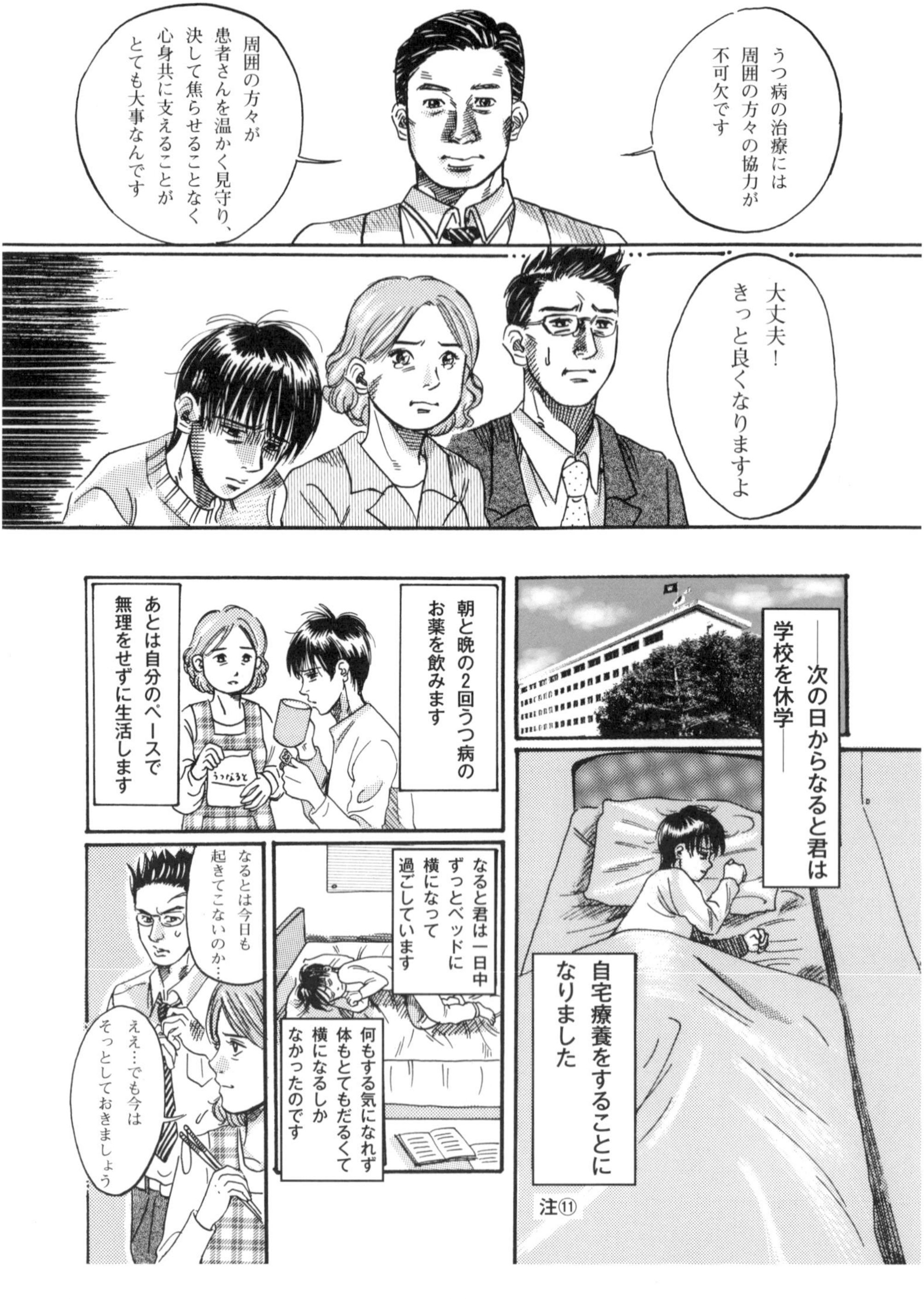
うつ病の治療には 周囲の方々の協力が 不可欠です
周囲の方々が 患者さんを温かく見守り、 決して焦らせることなく 心身共に支えることが とても大事なんです
大丈夫! きっと良くなりますよ
――次の日からなると君は 学校を休学――
自宅療養をすることに なりました
注⑪
朝と晩の2回うつ病の お薬を飲みます
うつなると
あとは自分のペースで 無理をせずに生活します
なると君は一日中 ずっとベッドに 横になって 過ごしています
何もする気になれず 体もとてもだるくて 横になるしか なかったのです
なるとは今日も 起きてこないのか…
ええ…でも今は そっとしておきましょう

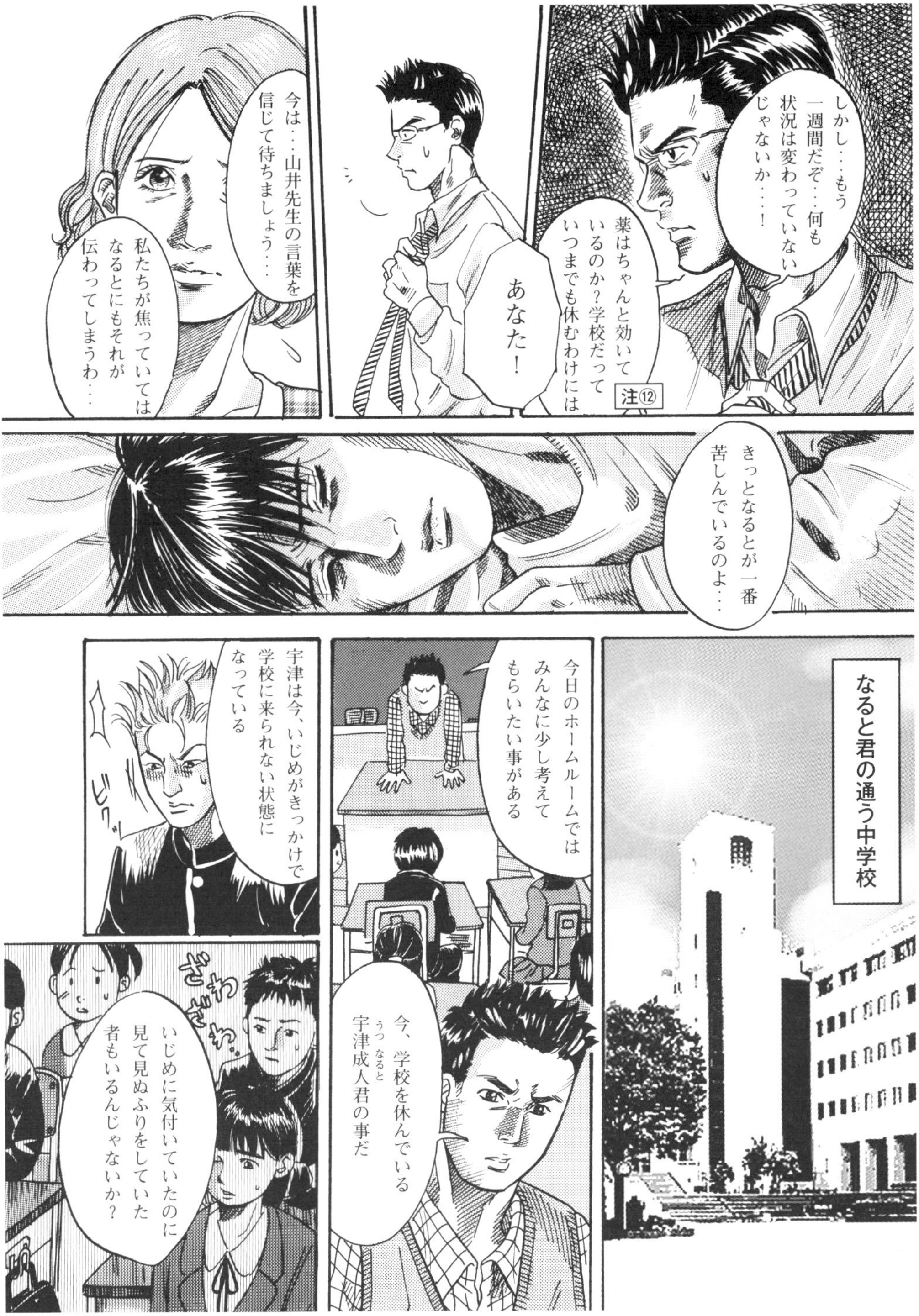
しかし…もう一週間だぞ…何も状況は変わっていないじゃないか…！
薬はちゃんと効いているのか？学校だっていつまでも休むわけには
注⑫
あなた！
今は…山井先生の言葉を信じて待ちましょう…
私たちが焦っていてはなるとにもそれが伝わってしまうわ…
きっとなるとが一番苦しんでいるのよ…
なると君の通う中学校
今日のホームルームではみんなに少し考えてもらいたい事がある
宇津は今、いじめがきっかけで学校に来られない状態になっている
ビクッ
今、学校を休んでいる宇津《うつ》成人《なると》君の事だ
ざわざわ
いじめに気付いていたのに見て見ぬふりをしていた者もいるんじゃないか？

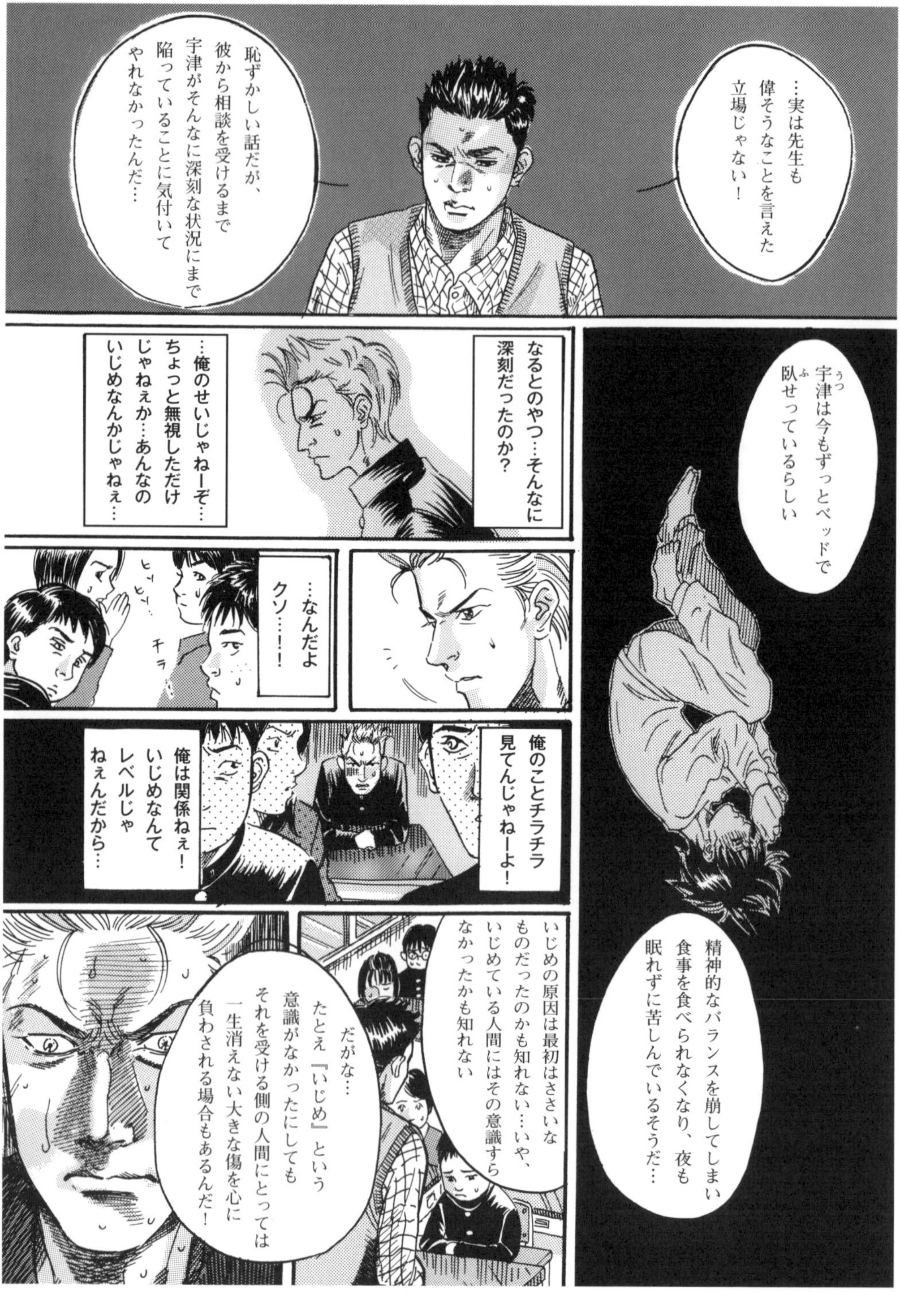
…実は先生も偉そうなことを言えた立場じゃない！
恥ずかしい話だが、彼から相談を受けるまで宇津がそんなに深刻な状況にまで陥っていることに気付いてやれなかったんだ…
宇津《うつ》は今もずっとベッドで臥《ふ》せっているらしい
精神的なバランスを崩してしまい食事を食べられなくなり、夜も眠れずに苦しんでいるそうだ…
なるとのやつ…そんなに深刻だったのか？
…俺のせいじゃねーぞ…ちょっと無視しただけじゃねぇか…あんなのいじめなんかじゃねぇ…
…なんだよクソ…！
ヒソヒソ
チラ
俺のことチラチラ見てんじゃねーよ！
俺は関係ねぇ！いじめなんてレベルじゃねぇんだから…
いじめの原因は最初はささいなものだったのかも知れない…いや、いじめている人間にはその意識すらなかったかも知れない
だがな…たとえ『いじめ』という意識がなかったにしてもそれを受ける側の人間にとっては一生消えない大きな傷を心に負わされる場合もあるんだ！

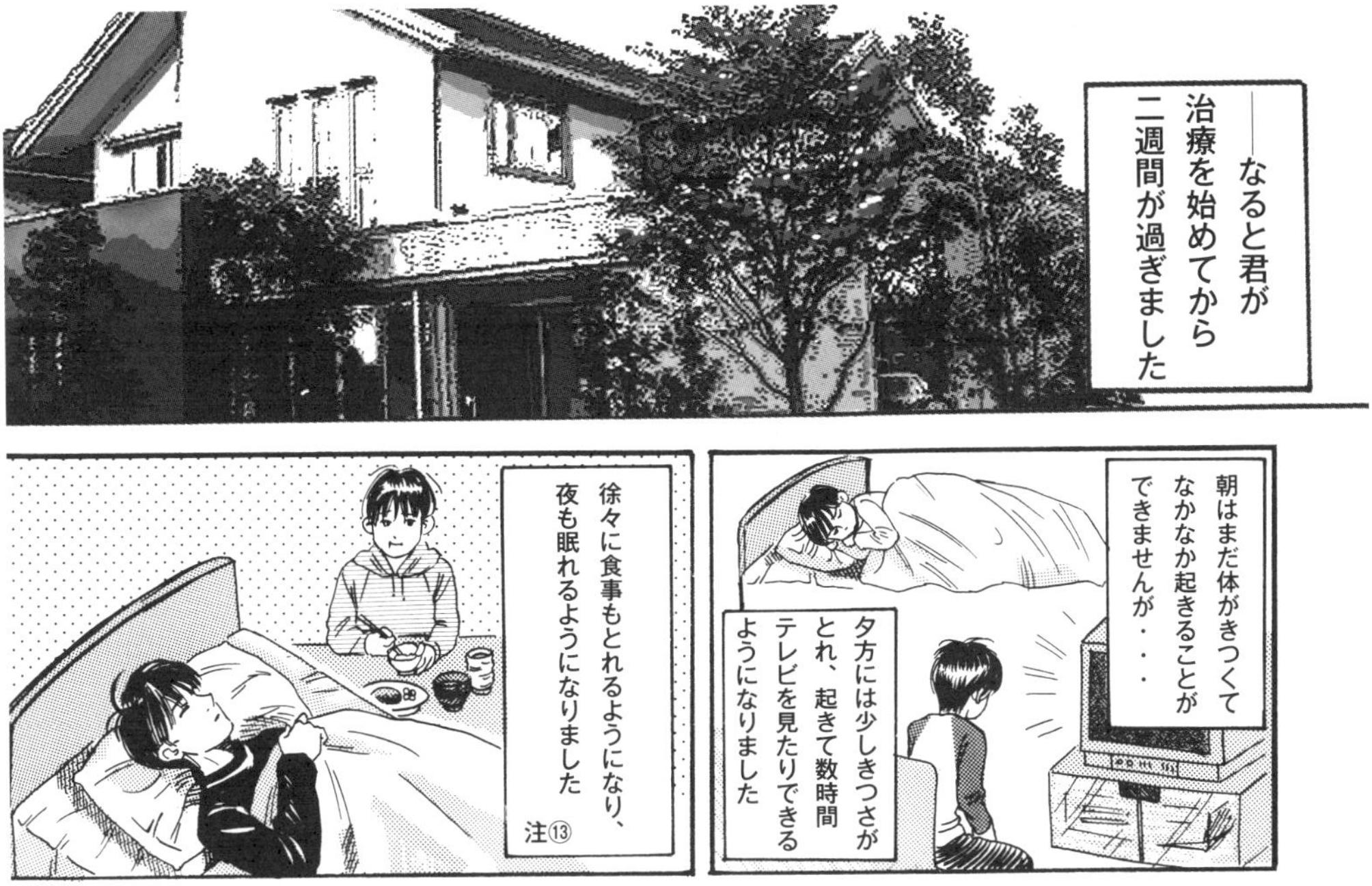

<メモ>

うつ病の症状は朝悪く、夕方少し軽くなることが多いです。
（症状の日内変動）

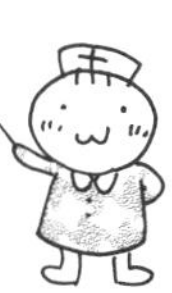

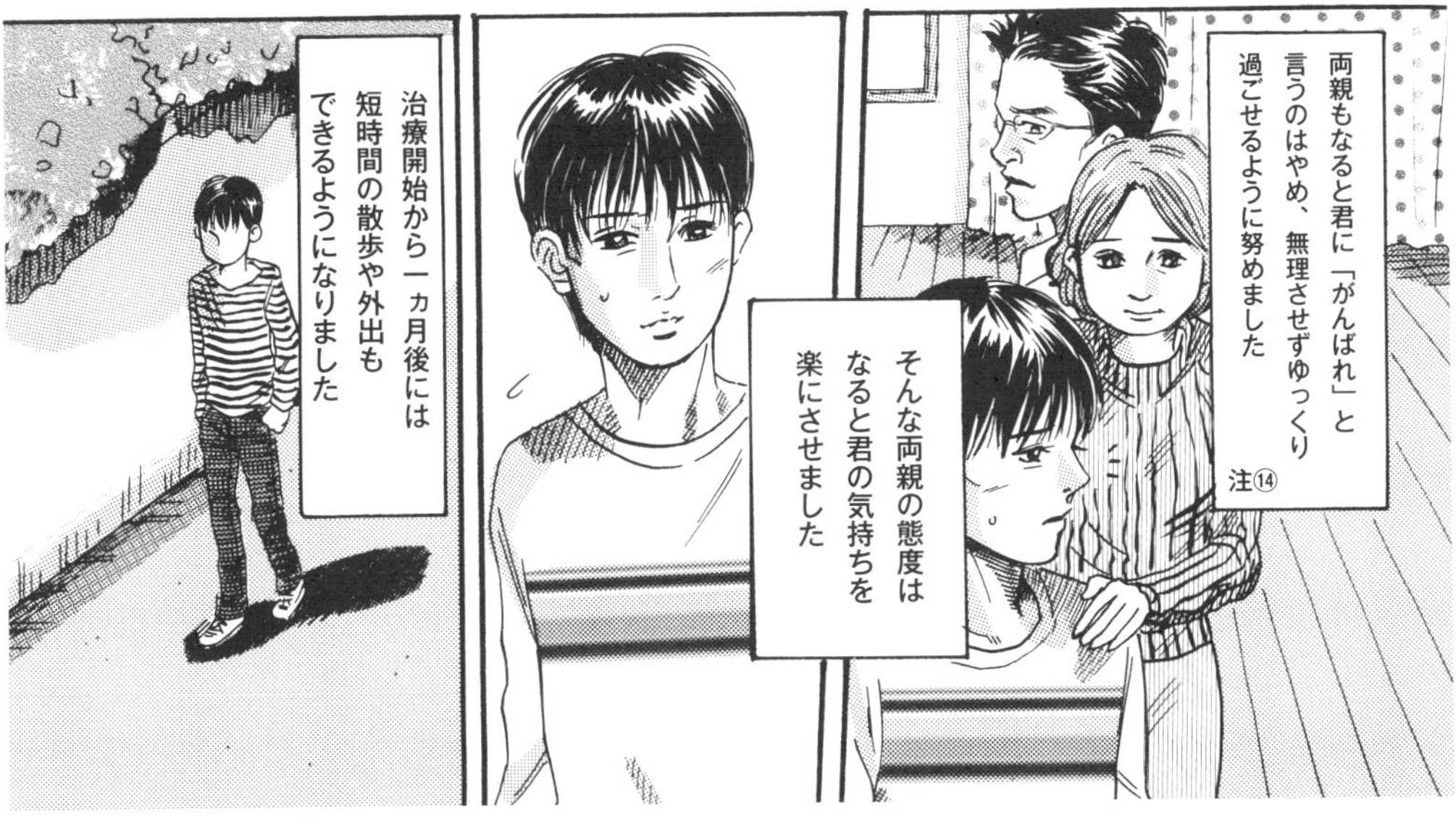

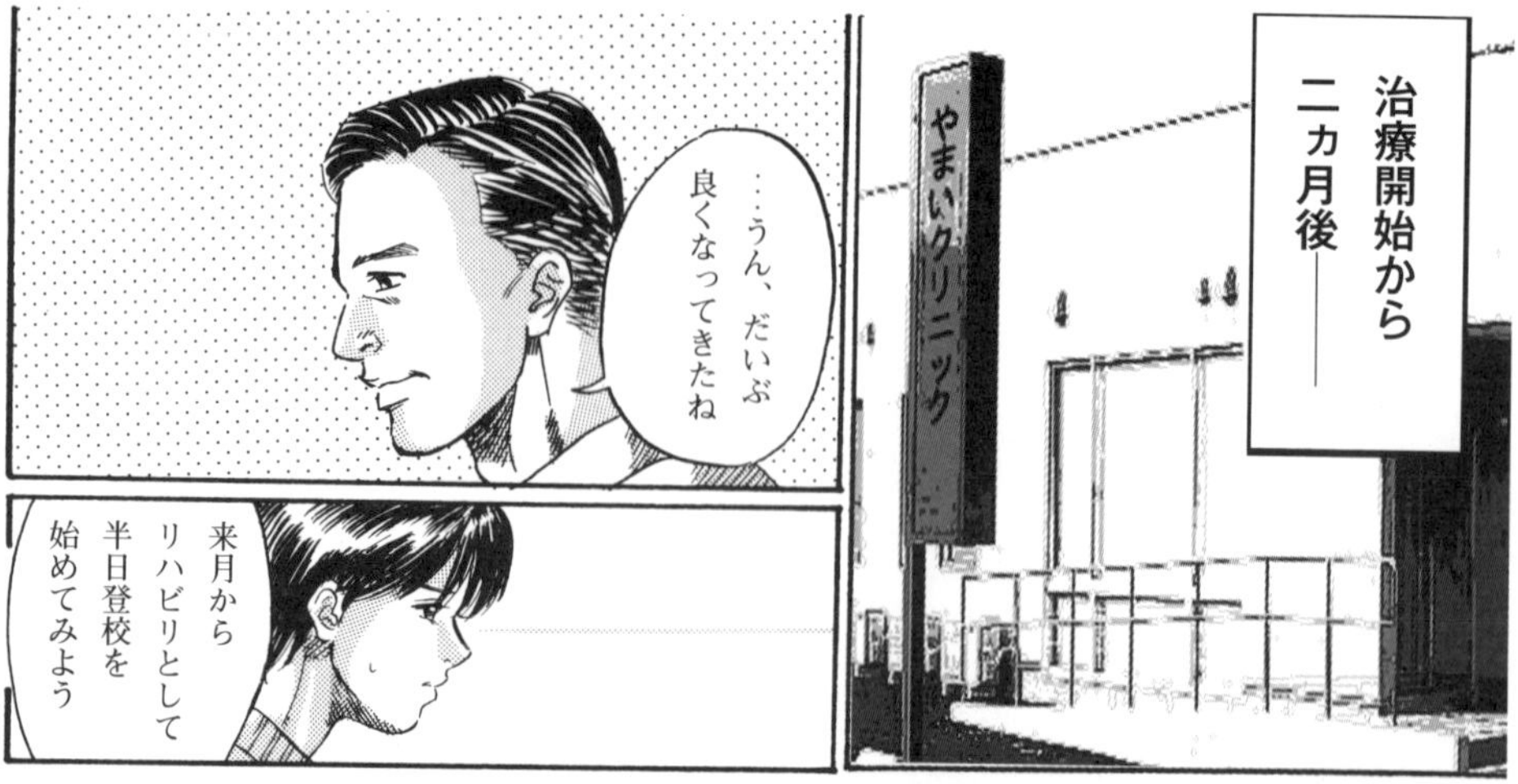
治療開始から二ヵ月後――
やまいクリニック
…うん、だいぶ良くなってきたね
来月からリハビリとして半日登校を始めてみよう

・・・そして、なると君の半日登校の日がやってきました・・・

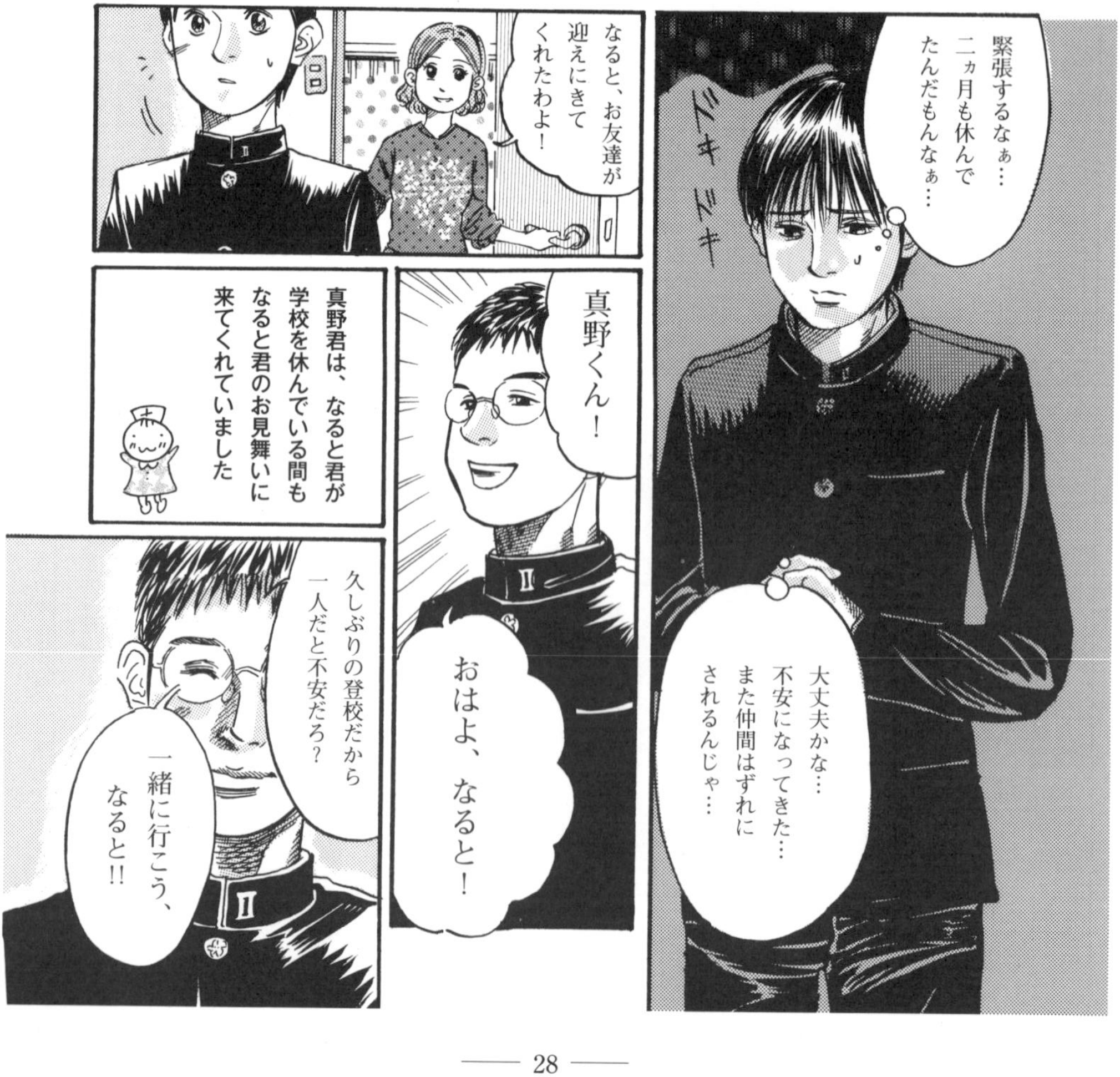
緊張するなぁ…二ヵ月も休んでたんだもんなぁ…
ドキドキ
大丈夫かな…不安になってきた…また仲間はずれにされるんじゃ…
なると、お友達が迎えにきてくれたわよ！
真野くん！
真野君は、なると君が学校を休んでいる間もなると君のお見舞いに来てくれていました
おはよ、なると！
久しぶりの登校だから一人だと不安だろ？
一緒に行こう、なると!!

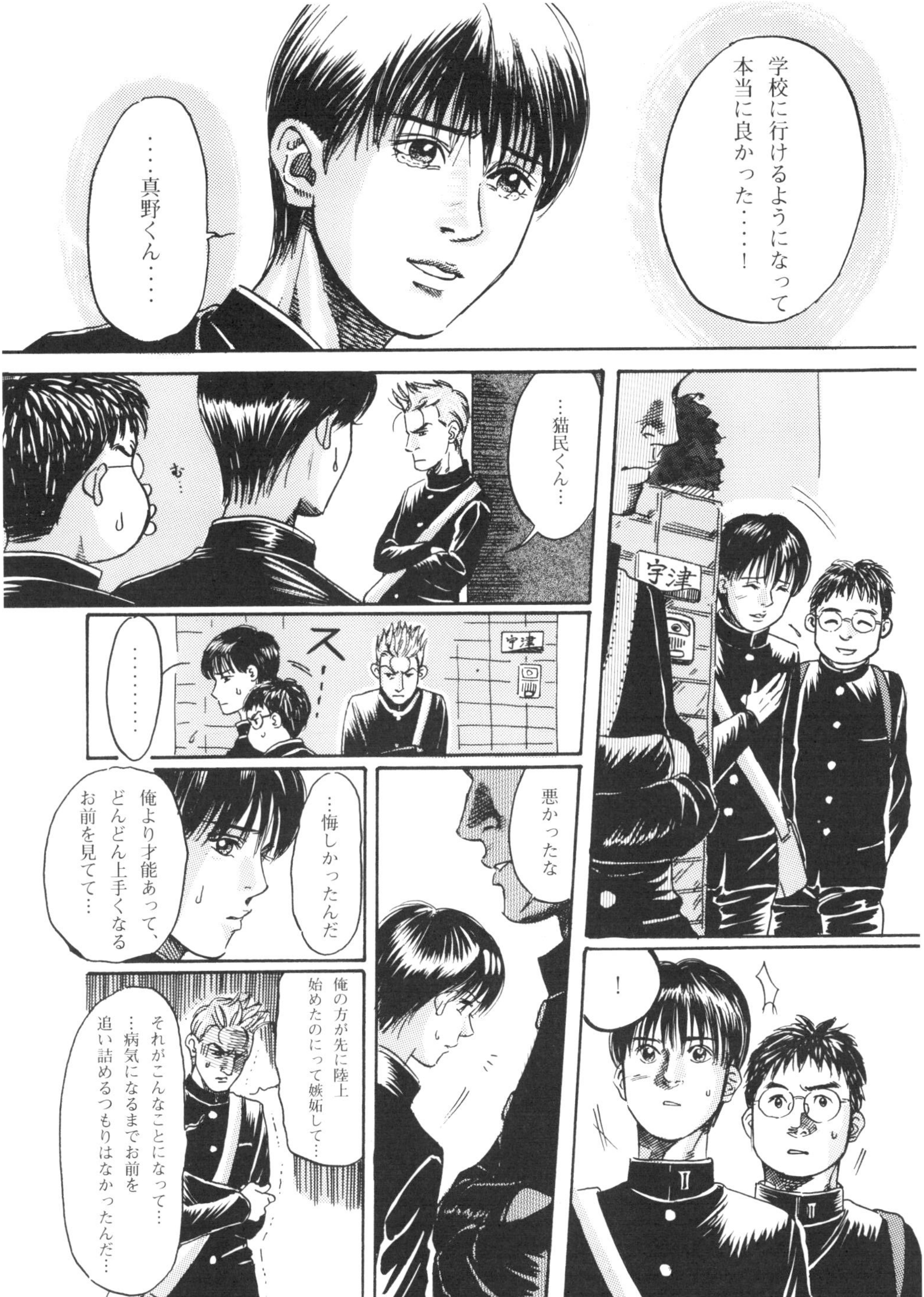
学校に行けるようになって本当に良かった……！
……真野くん……
宇津
…猫民くん…
む…
宇津
ス…
…………
悪かったな
…悔しかったんだ
俺より才能あって、どんどん上手くなるお前を見てて…
！
俺の方が先に陸上始めたのにって嫉妬して…
それがこんなことになって…
…病気になるまでお前を追い詰めるつもりはなかったんだ…

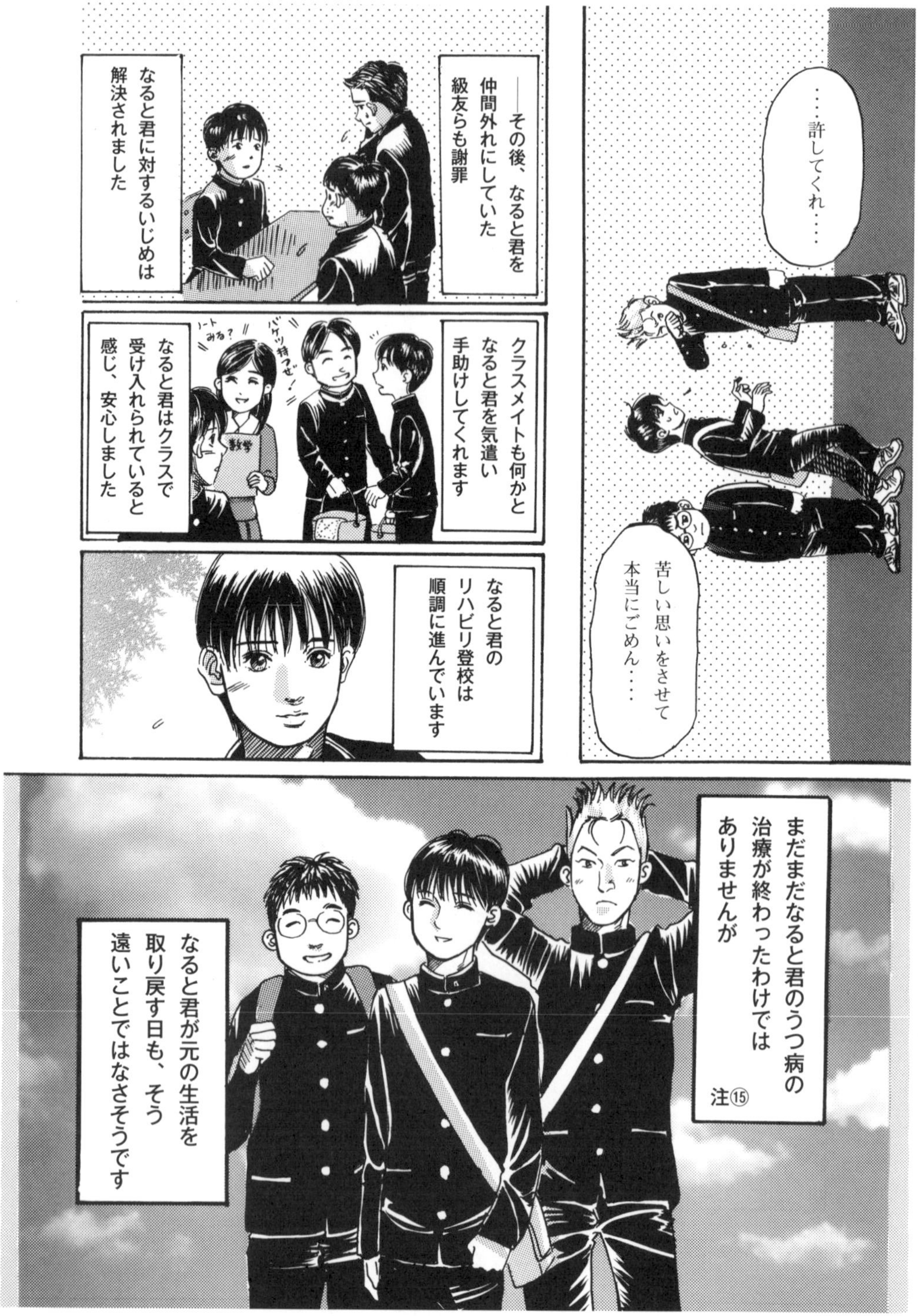

……許してくれ……
苦しい思いをさせて本当にごめん……
——その後、なると君を仲間外れにしていた級友らも謝罪
なると君に対するいじめは解決されました
クラスメイトも何かとなると君を気遣い手助けしてくれます
ノート みる？
バケツ持つぜ！
なると君はクラスで受け入れられていると感じ、安心しました
なると君のリハビリ登校は順調に進んでいます
まだまだなると君のうつ病の治療が終わったわけではありませんが
注⑮
なると君が元の生活を取り戻す日も、そう遠いことではなさそうです

ふろく　～うつ病の説明～（中学生編）

注①　ストレスがかかると、下痢や腹痛、頭痛など体の症状としてあらわれることがあります。また、このような体の症状が、すでにうつ病の症状として出ている可能性もあります。

注②　うつ病のとき、叱責《しっせき》することでうつ病がひどくなることがあります。それは本人をさらに追い込むことになるからです。

注③　うつ病にかかると、気分が落ち込むだけでなく、思考力や判断力が低下し、意欲も低下することがしばしばあります。その結果、授業についていけず成績が落ちることがあります。

注④　母親は、なると君の不調に気づいています。しかしうつ病とは気づいていないようです。

注⑤　うつ病の症状の一つに不眠があります。朝早く目が覚めて困る場合や、なると君のようになかなか寝付けず困る場合、いったん寝付いてもたびたび目覚めて睡眠が持続しない場合などがあります。

注⑥　うつ病の症状でもっとも危険なことは自殺を考え、実行してしまうことです。特に、いらいらや不安の目立つうつ病では、状態の悪い時に、こんな苦しい思いをするくらいなら死んだ方が良いと考えることがあります。おっくうさや意欲のなさが目立つうつ病では、少し状態が良くなってからが自殺の危険が増してきます。

注⑦ 学校においては、スクールカウンセラー、担任教師、養護教諭などが相談の窓口になります。

注⑧ うつ病は、睡眠、食欲、自律神経など体の働きをしばしば損ねますので、体にいろんな症状を出してきます。大人のうつ病患者が最初に受診する科は、内科がもっとも多いというデータがありますし、子どものうつ病でも特に体の症状が目立つとされています。

注⑨ うつ病は誰でもなりうる病気です（男性で十人に一人、女性で五人に一人というデータがあります）。あなた自身がうつ病になるかもしれませんし、家族がなるかもしれません。偏見を持つのは明らかに間違いです。

注⑩ 前述の叱責と同様に「頑張れ」などという声かけはよくありません。「頑張らないといけない」と思いながらも頑張れないからです。頑張れない自分を責めて、余計にうつ病は悪くなります。

注⑪ うつ病にとってストレスはよくありません。ストレスが学校にあるならば、遠ざけるために自宅療養が必要です。自宅療養をすることでゆっくり休養をとることもできます。

注⑫ うつ病の治療には時間がかかります。一週間程度でよくなるものではありません。家族は焦らずに見守ってあげることが大切です。

注⑬ うつ病の薬（抗うつ薬といいます）は、すぐ効くものではなく、二、三週間をかけてじわじわと効いてきます。症状が良くなる順序には個人差がありますが、まず不安やイライラがとれてきて、そのうち気分の落ち込みが改善し、最後に意欲が出てくることが多いようです。

注⑭ 負担となるような言葉をかけないことや本人のペースに合わせる事が必要です。

注⑮ うつ病の症状がきれいに取れても、それから少なくとも約半年間は抗うつ薬を続ける必要があります。これは、見た目に良くなったように見えても、完全には回復しておらず、ささいなストレスに反応してうつ病が出てくる危険性があるからです。

●お父さん・お母さんのためのマンガ簡単解説！（中学生編）

P12〜14

なると君は勉強もスポーツもできる優等生タイプの中学生で目立つ存在となり、これが災いしていじめの標的となりました。（最近の学校でのいじめは、優等生タイプの生徒が標的になることもあるようです。）

P15

仲間外れの状態が続き、徐々に登校の際に腹痛が現れてきました。（腹痛がうつ病の症状の一部として出現しているのかストレスが体の症状として現れたのかはこの段階ではわかりません。）それでも父親に叱咤激励され、無理をして学校に行っていました。

P16〜18

気分の落ち込みや集中力低下などの精神の症状も目立ち始め、なると君はうつ病を発症しています。また成績の低下や部活を休む等の行動面の変化がみられてきています。テレビを見る気がしないなどの興味・意欲の低下、食欲が落ちて味もおいしく感じない、体がきつい、体重が落ちる、眠れない、自分を責めるなど「うつ病の症状」がはっきりとみられてきています。ここでなると君のお母さんもなると君の様子がおかしいことに気付き始めました。

P19

なると君は、自殺を考えるようになりました。これはうつ病の症状のひとつでもっとも深刻なものです。

P20

担任の四堂先生が、なると君の異変に気付きました。この場合、まず担任が養護教諭やスクールカウンセラーに相談し、両親とも話し合った結果、精神科を受診することになりました。

P21〜22

精神科のクリニックを受診しています。（中学生の場合、精神科・心療内科を標榜しているクリニック、大学病院、思春期を専門とする病院などが受診しやすいと思います。どこの医療機関を受診していいかわからない場合は、地域の精神保健福祉センターに電話で相談してもいいかと思われます。）

うつ病と診断され、医師より症状の説明がされましたが、中学生の息子がうつ病になったということに父親は納得していません。子どものうつ病が実際には少なくないとのデータが示されています。

P23〜24

医師よりうつ病の治療の説明がされました。休養と薬物療法、家族のサポートの重要性が伝えられています。

P24〜25

なると君は自宅療養しましたが、すぐには回復していません。

P25〜26

ホームルームの時間にいじめについての話し合いがなされています。（ここでは担任の四堂先生が、なると君の症状についても少し話しています。どこまでクラスメイトに話していいかは、あらかじめ本人はもちろん主治医の先生と家族にも確認しておく必要があります。）

P27

治療開始二週間目の様子です。朝が特にきつく、夕方以降は比較的楽になるとの日内変動がみられています。この時点では、たとえば、睡眠薬を服薬すれば夜間一回は覚醒するがある程度は眠れる、三割しか摂れなかった食事量が五割に増加するなど少しずつ改善点はみられますが、活力に乏しく、十分回復した状態ではありません。

P27〜29

個人差はありますが、なると君の場合は二ヵ月間で試験登校する段階まで回復しました。

P29～30

いじめの中心人物である猫民君が謝罪し、クラスがいじめ問題を自覚し、うつ病発症のきっかけになっていたいじめ問題が解決しました。リハビリ登校も順調に進んでいます。（うつ病に関連する明確なストレスがあれば、それが除かれることが大事です。）

第二章

マンガ　高校生のうつ病記

高校生編のマンガの場面中に、注目ポイントとして「注①～注⑭」までの番号をうっています。マンガの最後に番号毎に説明がありますので参考にされてください。

Case 2　うつかさんの場合

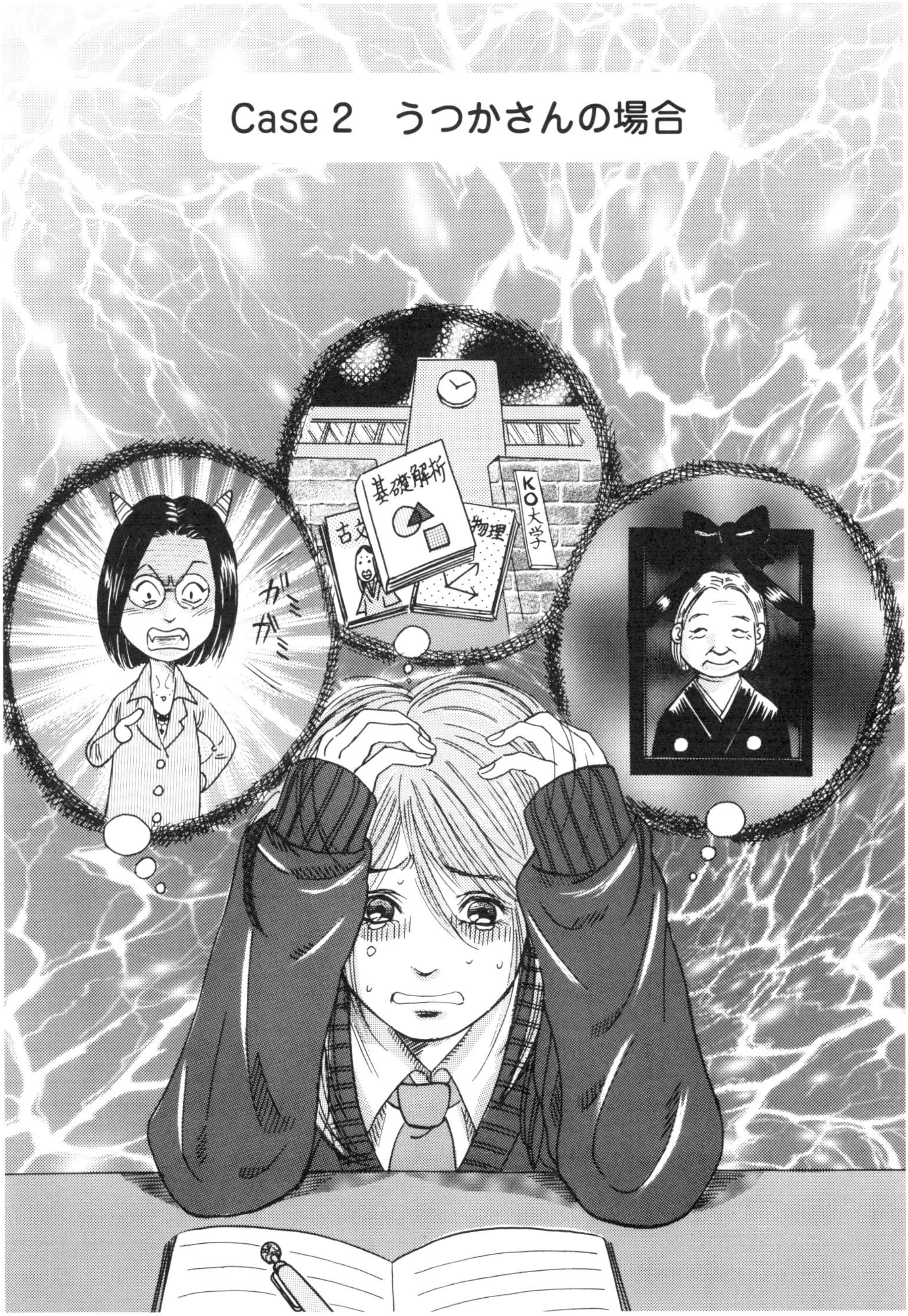

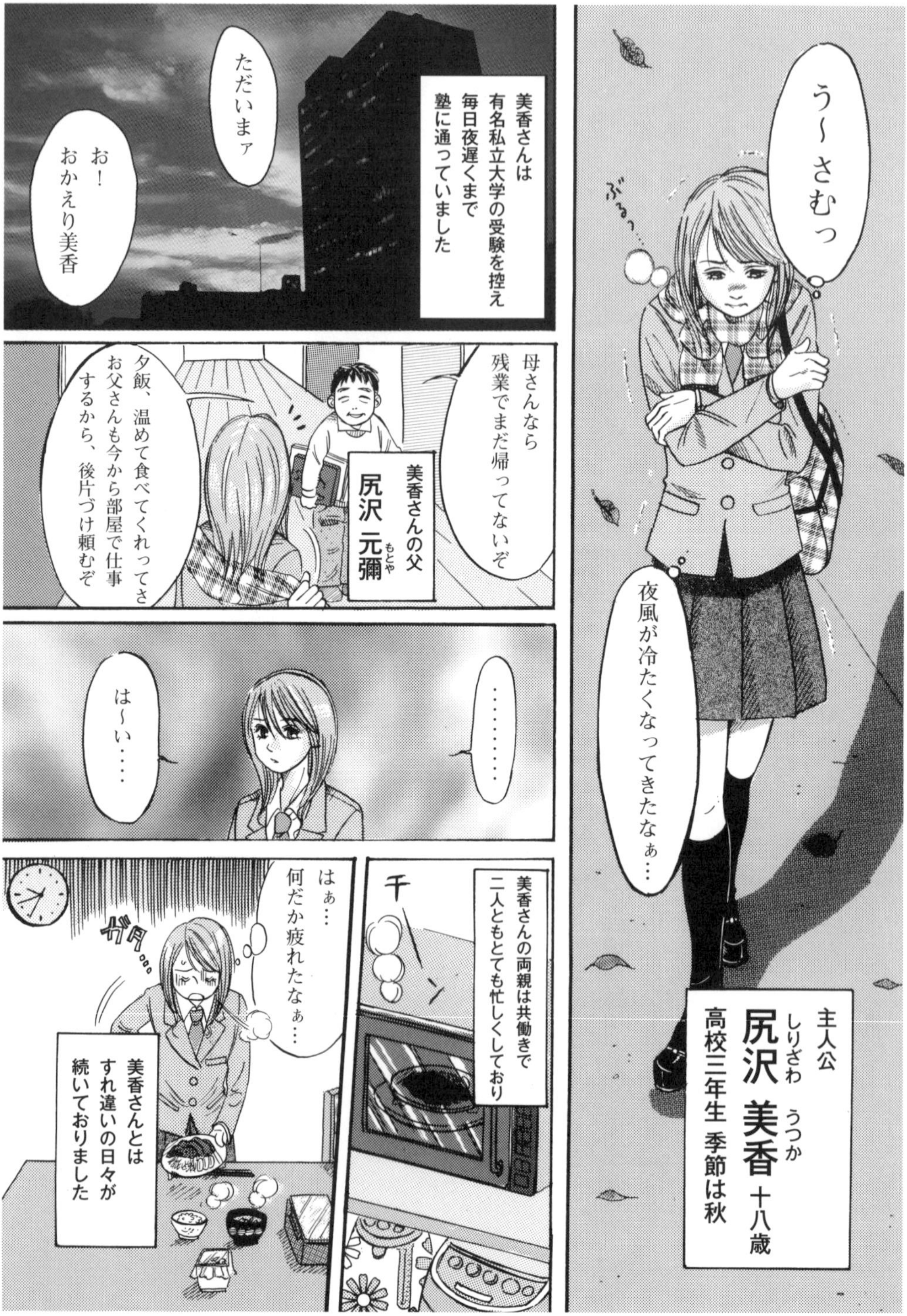
う～さむっ
ぶるっ
夜風が冷たくなってきたなぁ…
主人公
尻沢《しりざわ》 美香《うつか》 十八歳
高校三年生 季節は秋
美香さんは有名私立大学の受験を控え毎日夜遅くまで塾に通っていました
ただいまァ
お！おかえり美香
母さんなら残業でまだ帰ってないぞ
美香さんの父 尻沢 元彌《もとや》
夕飯、温めて食べてくれってさ お父さんも今から部屋で仕事するから、後片づけ頼むぞ
…………
は～い……
美香さんの両親は共働きで二人ともとても忙しくしており
チ～ン
はぁ…何だか疲れたなぁ…
ガタ…
美香さんとはすれ違いの日々が続いておりました

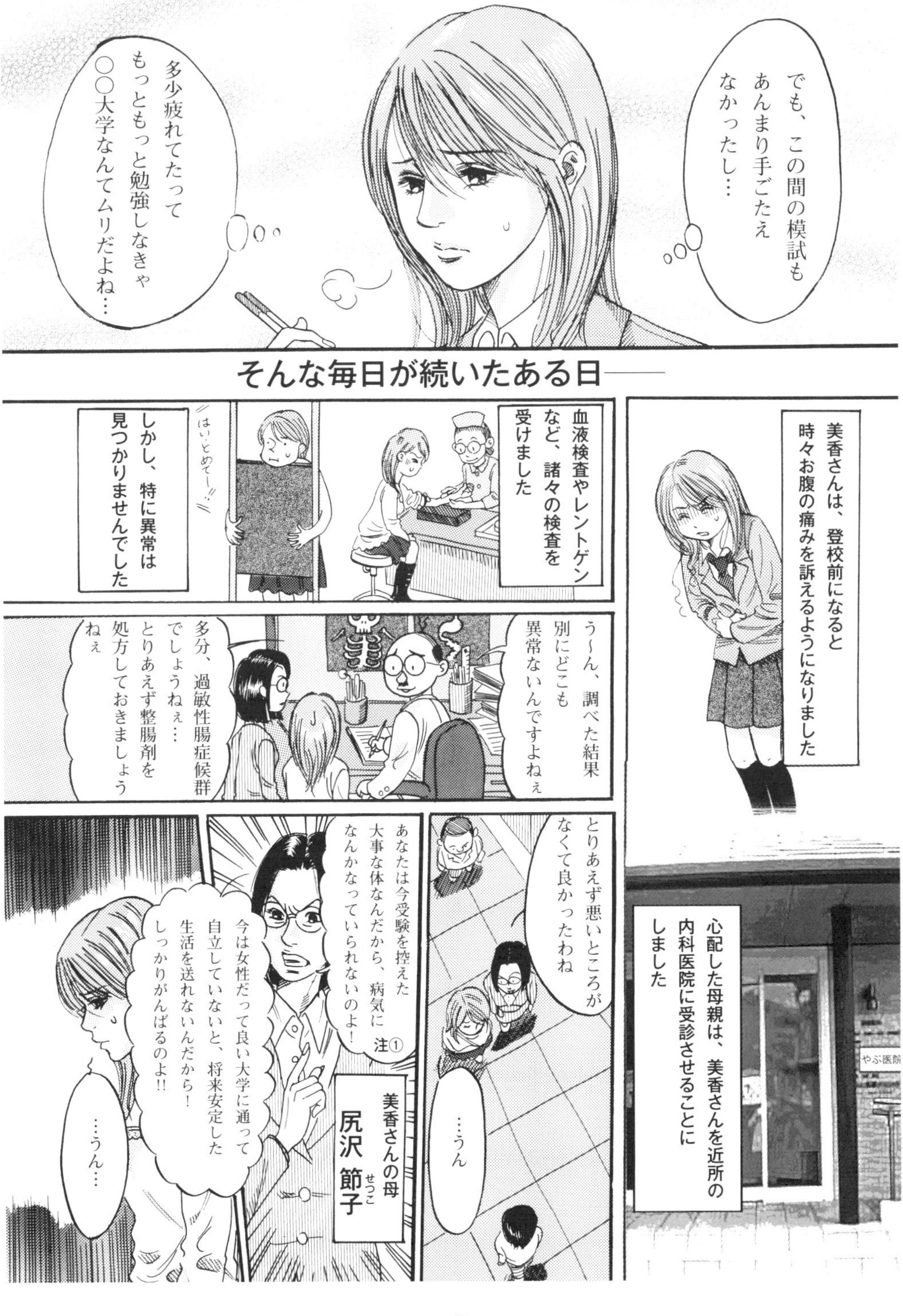
でも、この間の模試もあんまり手ごたえなかったし…
多少疲れてたってもっともっと勉強しなきゃ○○大学なんてムリだよね…
そんな毎日が続いたある日——
美香さんは、登校前になると時々お腹の痛みを訴えるようになりました
心配した母親は、美香さんを近所の内科医院に受診させることにしました
やぶ医院
血液検査やレントゲンなど、諸々の検査を受けました
はい、とめてー!!
しかし、特に異常は見つかりませんでした
う〜ん、調べた結果別にどこも異常ないんですよねぇ
多分、過敏性腸症候群でしょうねぇ…とりあえず整腸剤を処方しておきましょうねぇ
とりあえず悪いところがなくて良かったわね
…うん
あなたは今受験を控えた大事な体なんだから、病気になんかなっていられないのよ!
注①
美香さんの母
尻沢 節子《せつこ》
今は女性だって良い大学に通って自立していないと、将来安定した生活を送れないんだから!
しっかりがんばるのよ!!
…うん…

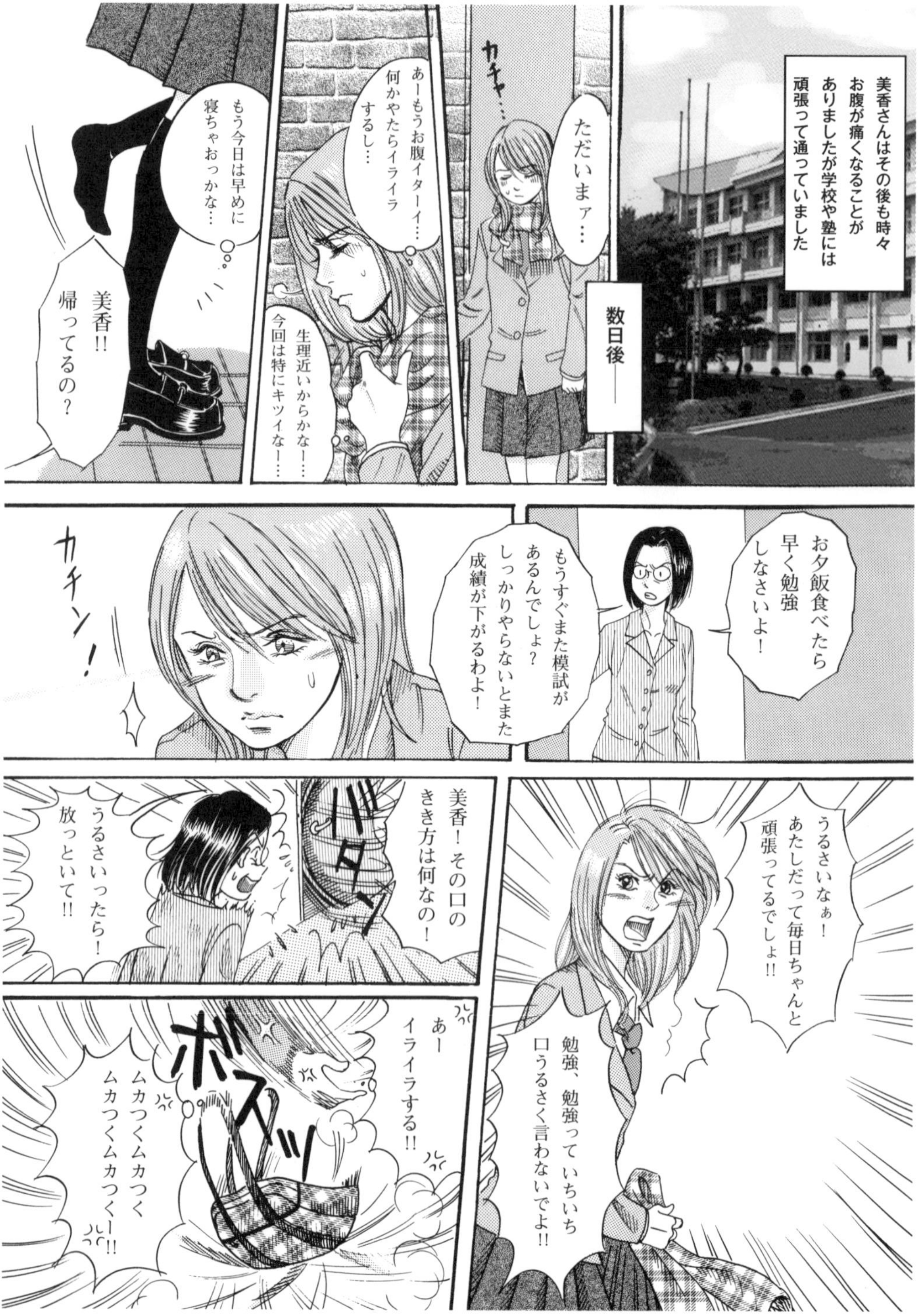
美香さんはその後も時々
お腹が痛くなることが
ありましたが学校や塾には
頑張って通っていました
数日後――
カチャ…
ただいまァ…
あーもうお腹イターイ…
何かやたらイライラするし…
生理近いからかなー…
今回は特にキツイなー…
もう今日は早めに寝ちゃおっかな…
美香!!
帰ってるの？
お夕飯食べたら早く勉強しなさいよ！
もうすぐまた模試があるんでしょ？
しっかりやらないとまた成績が下がるわよ！
カチン！
うるさいなぁ！
あたしだって毎日ちゃんと頑張ってるでしょ!!
勉強、勉強っていちいち口うるさく言わないでよ!!
美香！その口のきき方は何なの！
バタン
うるさいったら！
放っといて!!
あー
イライラする!!
ボスッ
ムカつくムカつくムカつく
ムカつくー!!

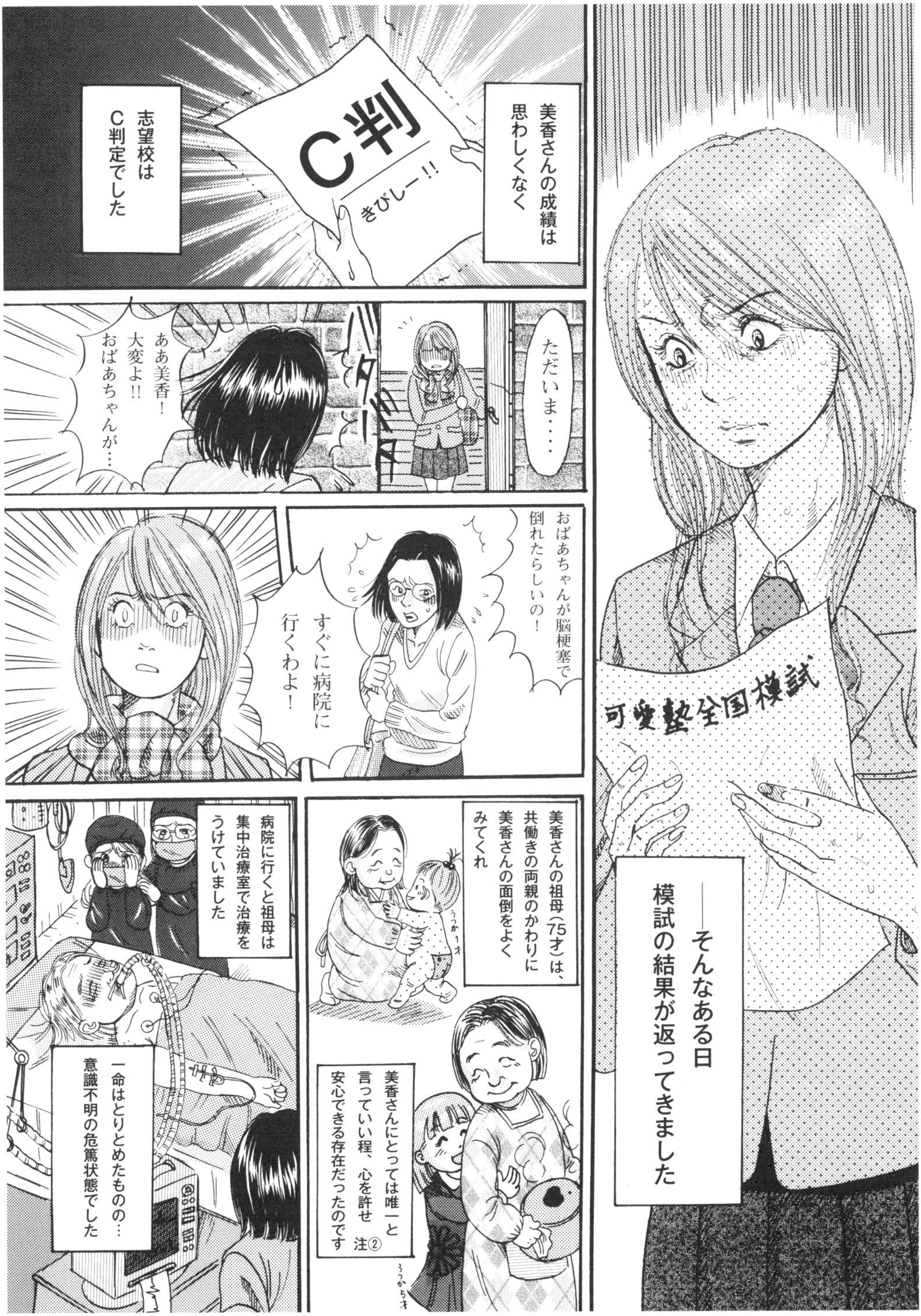
——そんなある日
模試の結果が返ってきました
可愛塾全国模試
美香さんの成績は思わしくなく
C判
きびしー!!
志望校はC判定でした
ただいま‥‥
ああ美香! 大変よ!! おばあちゃんが‥‥
おばあちゃんが脳梗塞で倒れたらしいの!
すぐに病院に行くわよ!
美香さんの祖母(75才)は、共働きの両親のかわりに美香さんの面倒をよくみてくれ
美香さんにとっては唯一と言っていい程、心を許せ安心できる存在だったのです 注②
病院に行くと祖母は集中治療室で治療をうけていました
一命はとりとめたものの‥‥意識不明の危篤状態でした

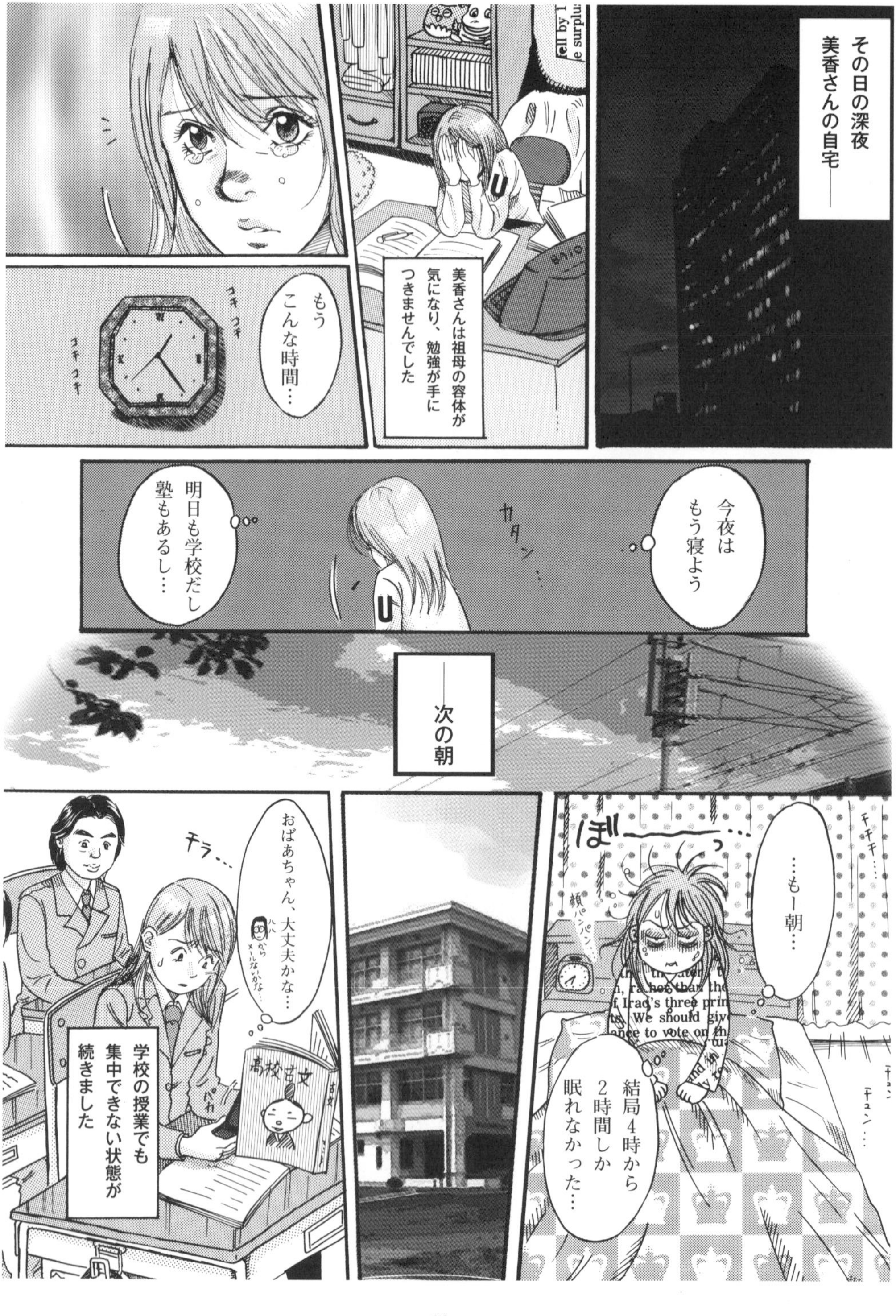
その日の深夜
美香さんの自宅――
美香さんは祖母の容体が気になり、勉強が手につきませんでした
コチコチ
コチコチ
もう
こんな時間…
今夜はもう寝よう
カタン…
明日も学校だし塾もあるし…
――次の朝
チチチ…
…もー朝…
ぼ――…
頬パンパン…
結局4時から2時間しか眠れなかった…
チュン
チュン…
チラ…
おばあちゃん、大丈夫かな…
ハハからメールないかな…
高校古文
学校の授業でも集中できない状態が続きました

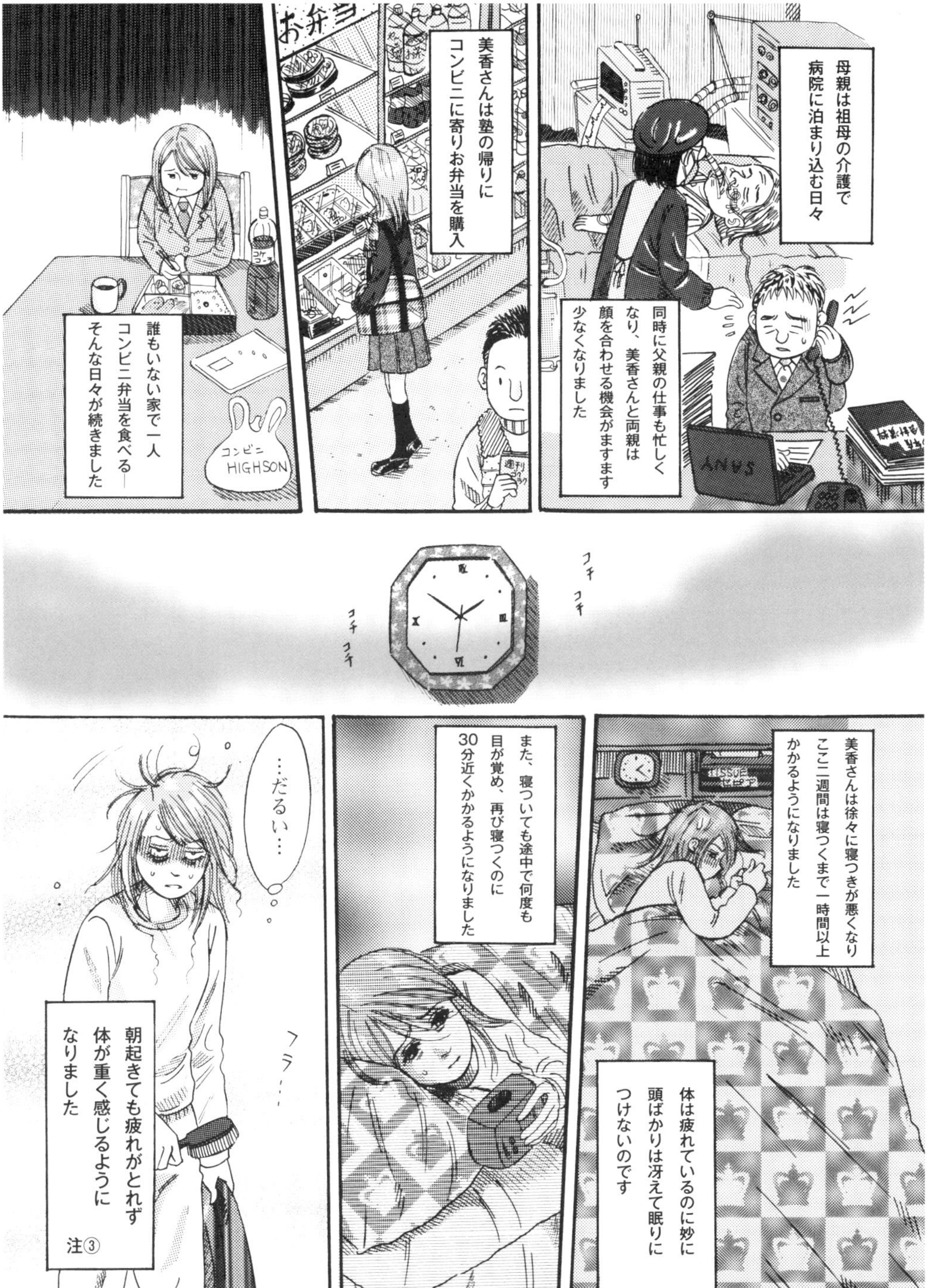
母親は祖母の介護で
病院に泊まり込む日々
同時に父親の仕事も忙しくなり、美香さんと両親は顔を合わせる機会がますます少なくなりました
お弁当
美香さんは塾の帰りにコンビニに寄りお弁当を購入
誰もいない家で一人
コンビニ弁当を食べる―
そんな日々が続きました
コンビニ
HIGHSON
コチ
コチ
コチ
コチ
美香さんは徐々に寝つきが悪くなり
ここ二週間は寝つくまで一時間以上
かかるようになりました
体は疲れているのに妙に
頭ばかりは冴えて眠りに
つけないのです
また、寝ついても途中で何度も
目が覚め、再び寝つくのに
30分近くかかるようになりました
…だるい…
フラ…
朝起きても疲れがとれず
体が重く感じるように
なりました
注③

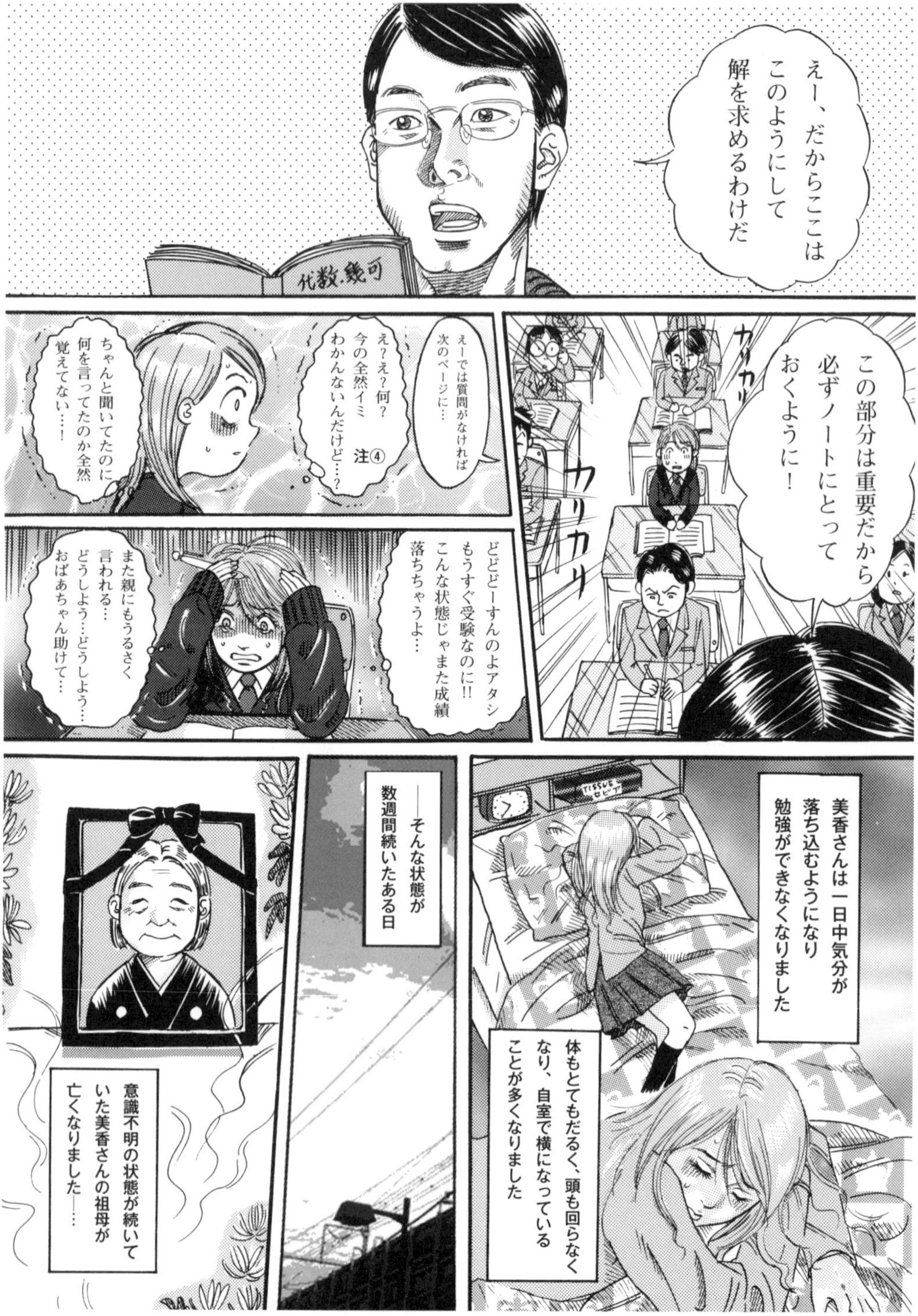
えー、だからここは
このようにして
解を求めるわけだ
代数・幾何
この部分は重要だから必ずノートにとっておくように！
カリカリ
カリカリ
えーでは質問がなければ次のページに…
え？え？何？今の全然イミわかんないんだけど…？
注④
ちゃんと聞いてたのに何を言ってたのか全然覚えてない…！
どどどーすんのよアタシ もうすぐ受験なのに!! こんな状態じゃまた成績落ちちゃうよ…
また親にもうるさく言われる… どうしよう…どうしよう… おばあちゃん助けて…
美香さんは一日中気分が落ち込むようになり勉強ができなくなりました
体もとてもだるく、頭も回らなくなり、自室で横になっていることが多くなりました
——そんな状態が数週間続いたある日
意識不明の状態が続いていた美香さんの祖母が亡くなりました……

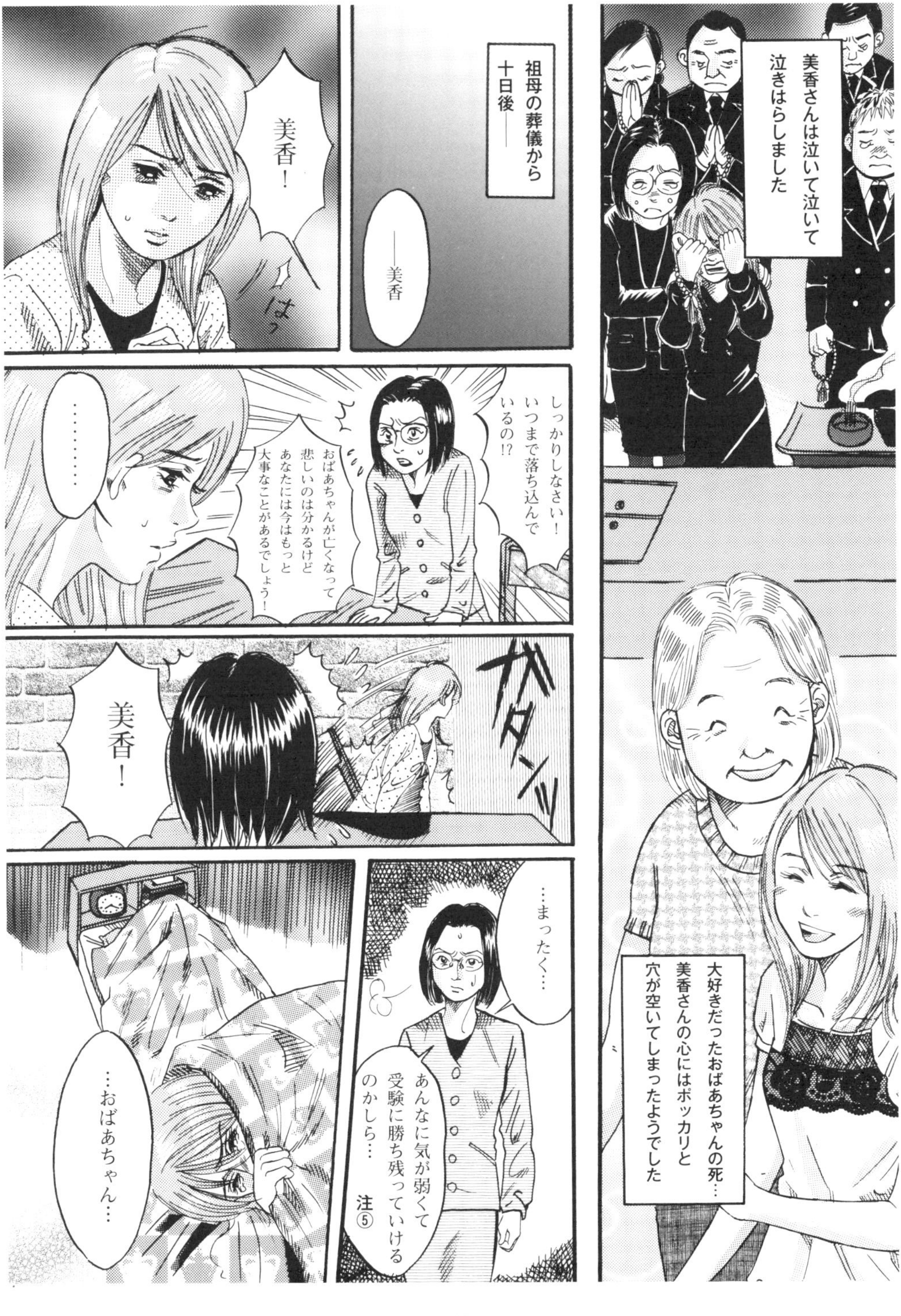
美香さんは泣いて泣いて泣きはらしました
大好きだったおばあちゃんの死…美香さんの心にはポッカリと穴が空いてしまったようでした
祖母の葬儀から十日後——
——美香
美香！
はっ
しっかりしなさい！いつまで落ち込んでいるの!?
おばあちゃんが亡くなって悲しいのは分かるけどあなたには今はもっと大事なことがあるでしょう！
……………
ガタンッ
美香！
…まったく…
あんなに気が弱くて受験に勝ち残っていけるのかしら…
注⑤
…おばあちゃん…

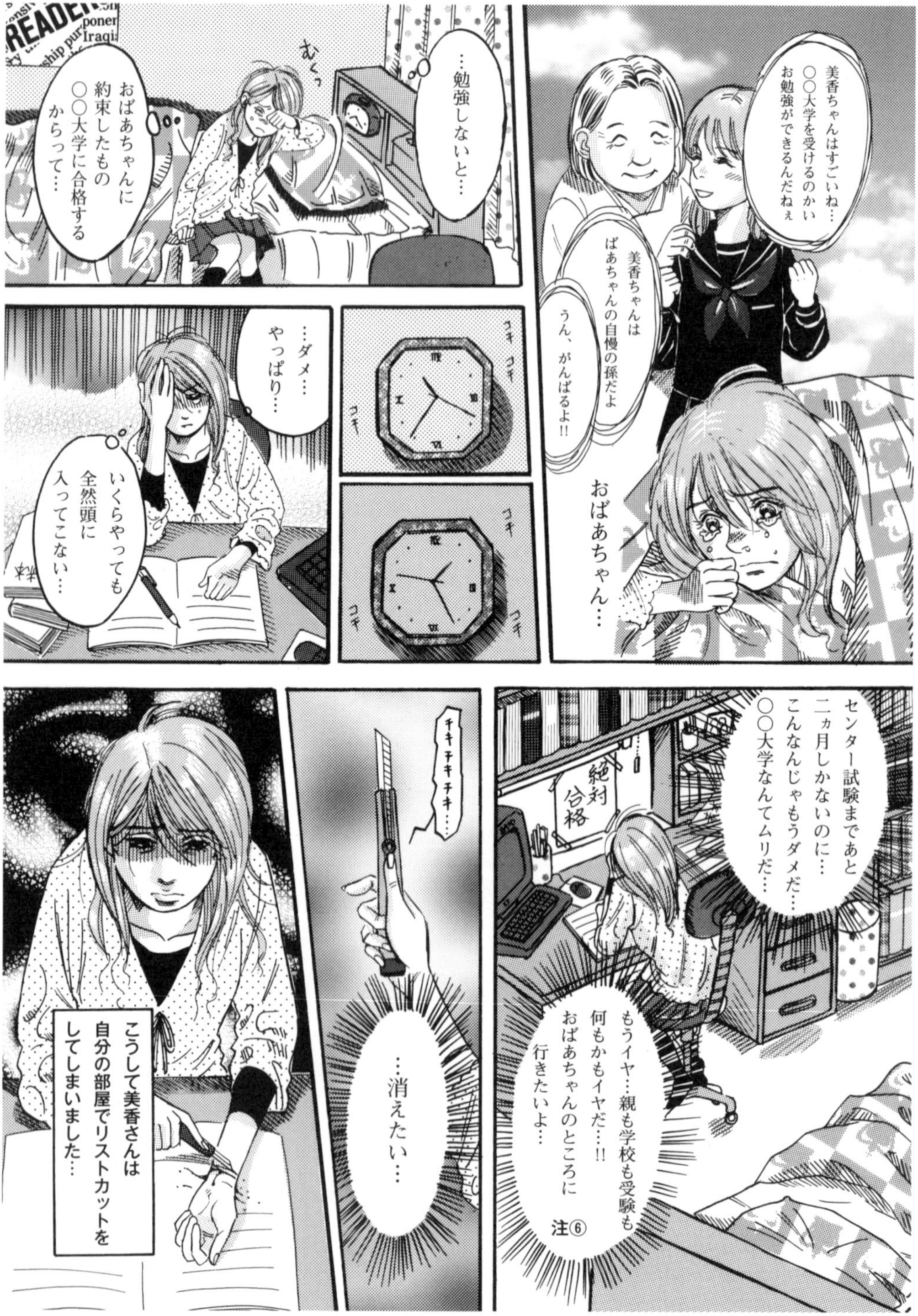
美香ちゃんはすごいね…
○○大学を受けるのかい
お勉強ができるんだねぇ
美香ちゃんは
ばあちゃんの自慢の孫だよ
うん、がんばるよ!!
おばあちゃん…
むくっ
…勉強しないと…
おばあちゃんに
約束したもの
○○大学に合格する
からって…
コチ
コチ
コチ
コチ
コチ
コチ
…ダメ…
やっぱり…
いくらやっても
全然頭に
入ってこない…
センター試験まであと
二ヵ月しかないのに…
こんなんじゃもうダメだ…
○○大学なんてムリだ…
絶対合格
もうイヤ…親も学校も受験も
何もかもイヤだ…!!
おばあちゃんのところに
行きたいよ…
注⑥
チキチキチキ……
…消えたい…
こうして美香さんは
自分の部屋でリストカットを
してしまいました…

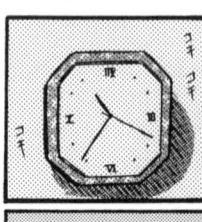

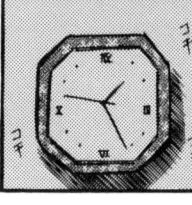

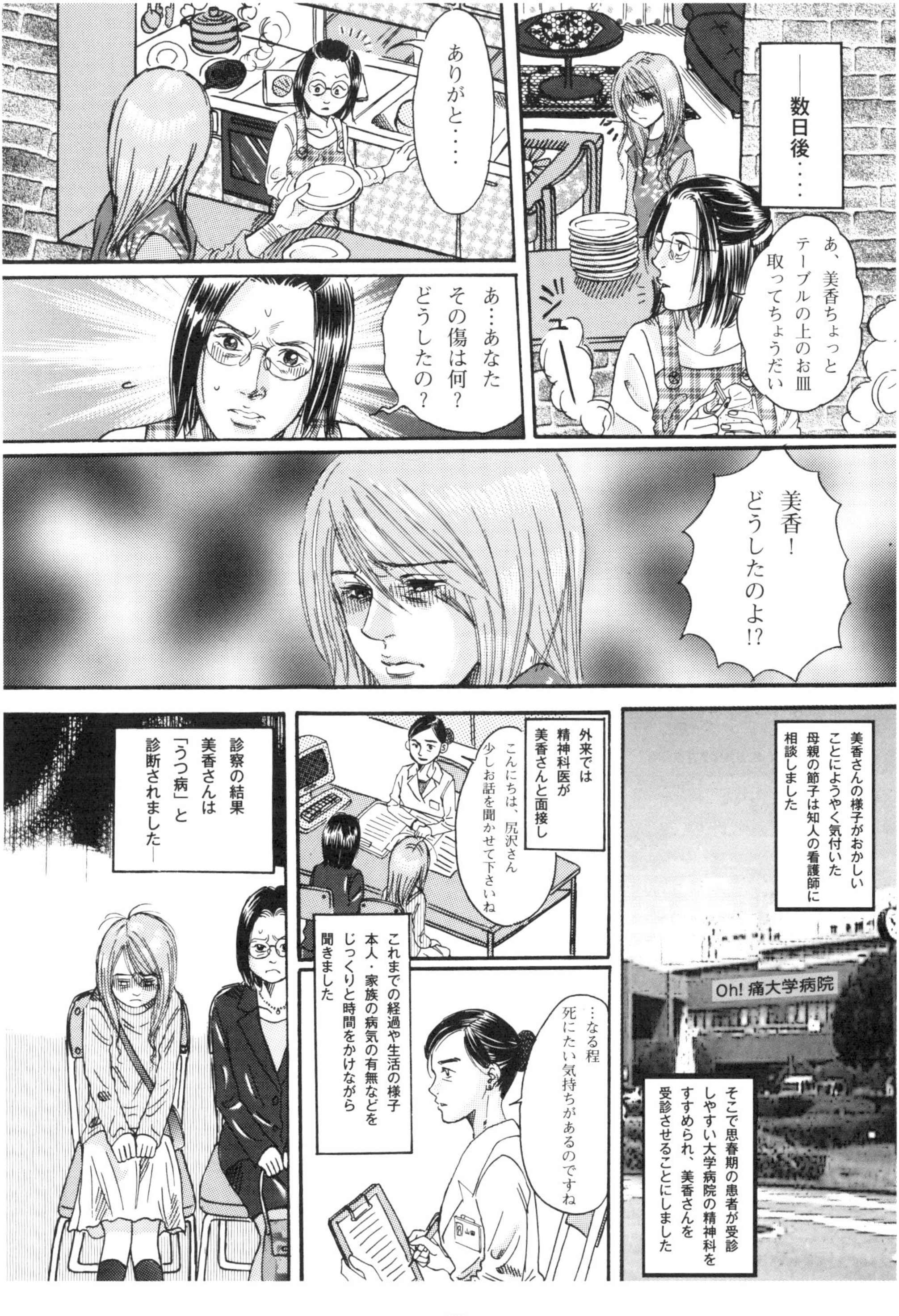

――数日後・・・・
ありがと・・・・
あ、美香ちょっとテーブルの上のお皿取ってちょうだい
あ…あなたその傷は何?どうしたの?
美香!どうしたのよ!?
美香さんの様子がおかしいことにようやく気付いた母親の節子は知人の看護師に相談しました
Oh!痛大学病院
そこで思春期の患者が受診しやすい大学病院の精神科をすすめられ、美香さんを受診させることにしました
外来では精神科医が美香さんと面接し
こんにちは、尻沢さん少しお話を聞かせて下さいね
これまでの経過や生活の様子本人・家族の病気の有無などをじっくりと時間をかけながら聞きました
…なる程死にたい気持ちがあるのですね
診察の結果美香さんは「うつ病」と診断されました――

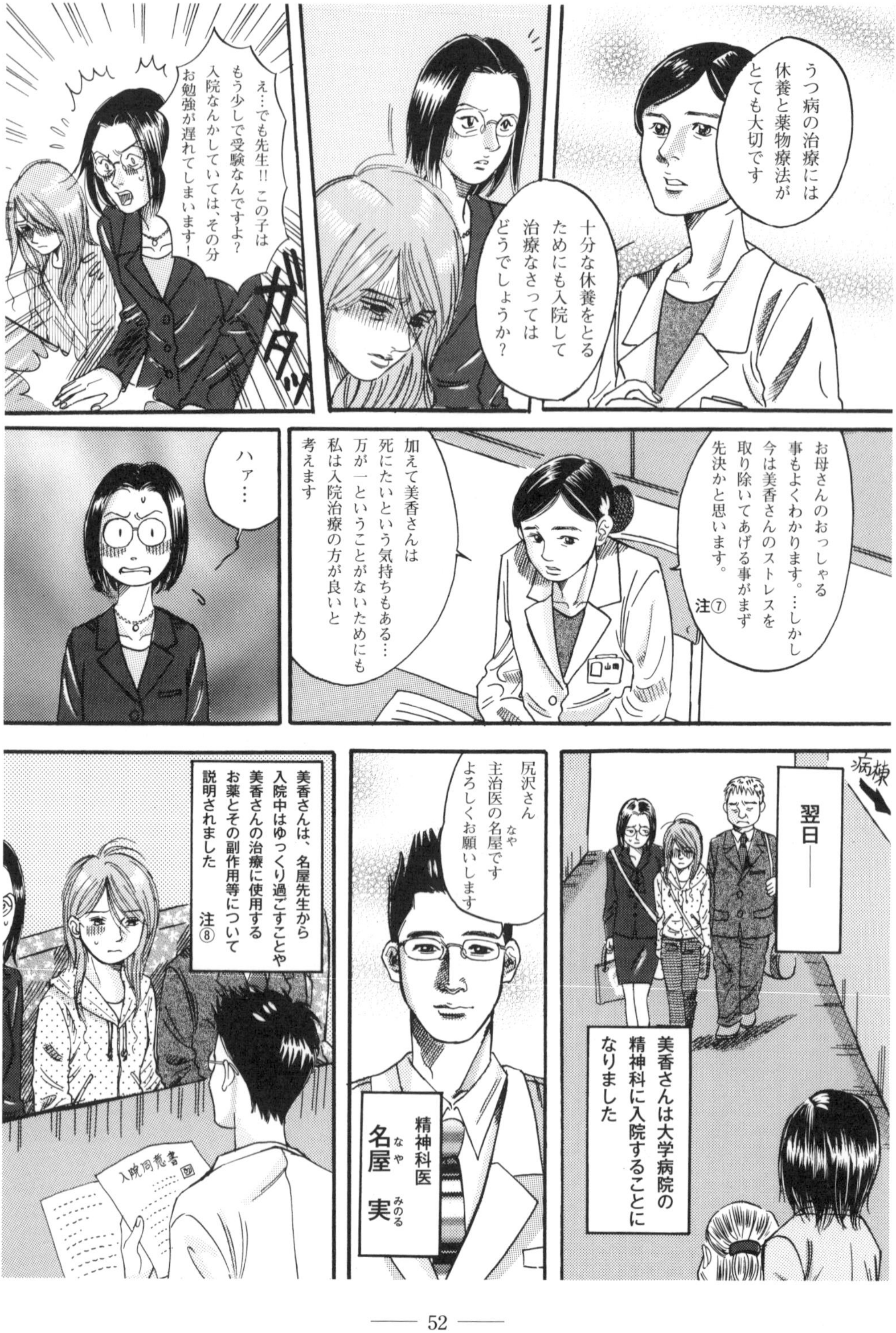
うつ病の治療には休養と薬物療法がとても大切です
十分な休養をとるためにも入院して治療なさってはどうでしょうか？
え…でも先生!! この子はもう少しで受験なんですよ？入院なんかしていては、その分お勉強が遅れてしまいます！
ガタッ
お母さんのおっしゃる事もよくわかります。…しかし今は美香さんのストレスを取り除いてあげる事がまず先決かと思います。
注⑦
加えて美香さんは死にたいという気持ちもある…万が一ということがないためにも私は入院治療の方が良いと考えます
ハァ…
病棟
翌日――
美香さんは大学病院の精神科に入院することになりました
尻沢さん主治医の名屋《なや》ですよろしくお願いします
精神科医
名屋《なや》 実《みのる》
美香さんは、名屋先生から入院中はゆっくり過ごすことや美香さんの治療に使用するお薬とその副作用等について説明されました
注⑧
入院同意書

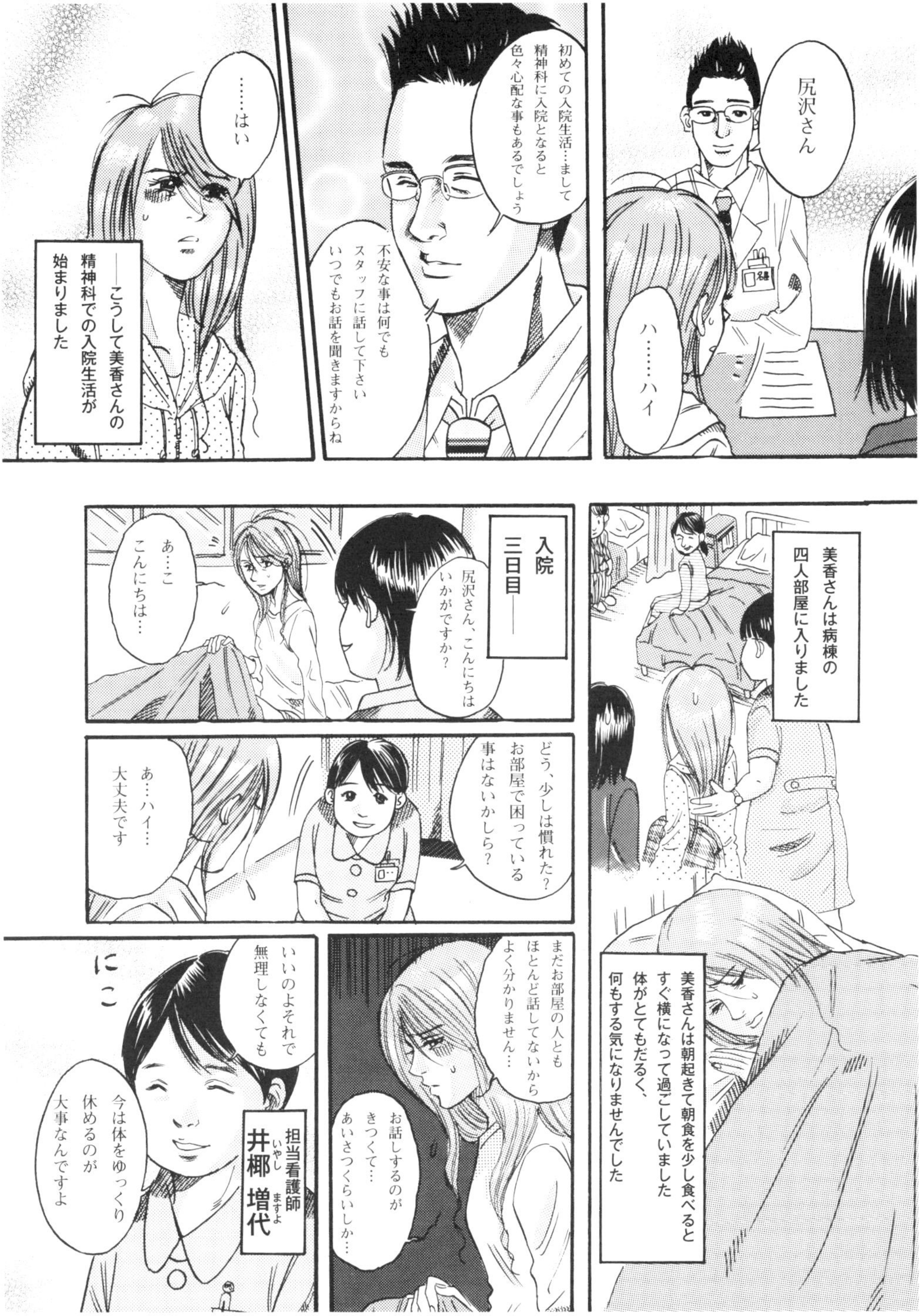
尻沢さん
ハ……ハイ
初めての入院生活…まして精神科に入院となると色々心配な事もあるでしょう
不安な事は何でもスタッフに話して下さいいつでもお話を聞きますからね
……はい
――こうして美香さんの精神科での入院生活が始まりました
美香さんは病棟の四人部屋に入りました
入院三日目――
尻沢さん、こんにちはいかがですか?
あ…こんにちは…
どう、少しは慣れた?お部屋で困っている事はないかしら?
あ…ハイ…大丈夫です
美香さんは朝起きて朝食を少し食べるとすぐ横になって過ごしていました体がとてもだるく、何もする気になりませんでした
まだお部屋の人ともほとんど話してないからよく分かりません…
お話しするのがきつくて…あいさつくらいしか…
いいのよそれで無理しなくても
にこ
今は体をゆっくり休めるのが大事なんですよ
担当看護師 井椰《いやし》 増代《ますよ》

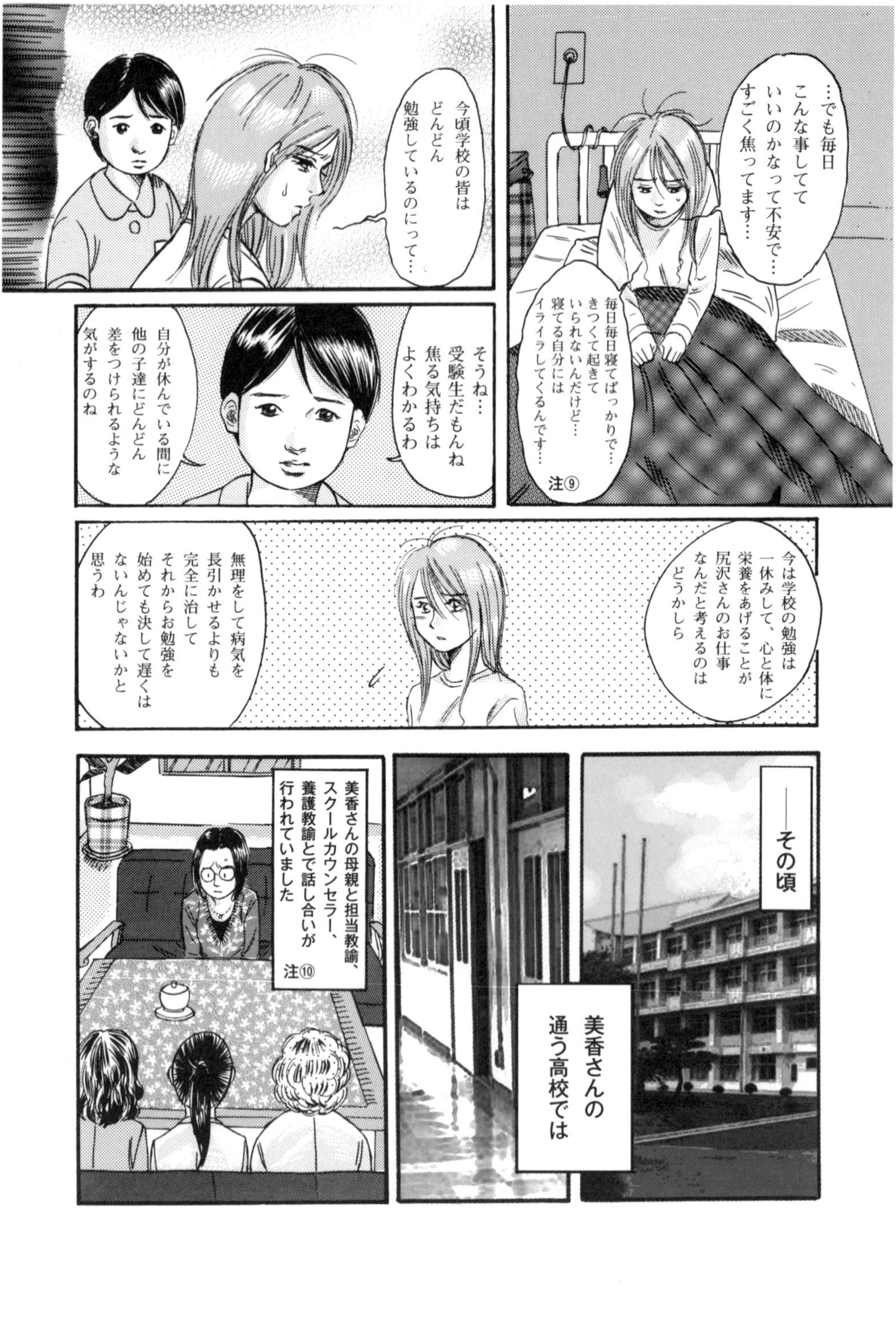
…でも毎日 こんな事してて いいのかなって不安で… すごく焦ってます…
毎日毎日寝てばっかりで… きつくて起きて いられないんだけど… 寝てる自分には イライラしてくるんです…
注⑨
今頃学校の皆は どんどん 勉強しているのにって…
そうね… 受験生だもんね 焦る気持ちは よくわかるわ
自分が休んでいる間に 他の子達にどんどん 差をつけられるような 気がするのね
今は学校の勉強は 一休みして、心と体に 栄養をあげることが 尻沢さんのお仕事 なんだと考えるのは どうかしら
無理をして病気を 長引かせるよりも 完全に治して それからお勉強を 始めても決して遅くは ないんじゃないかと 思うわ
——その頃
美香さんの 通う高校では
美香さんの母親と担当教諭、スクールカウンセラー、養護教諭とで話し合いが 行われていました
注⑩

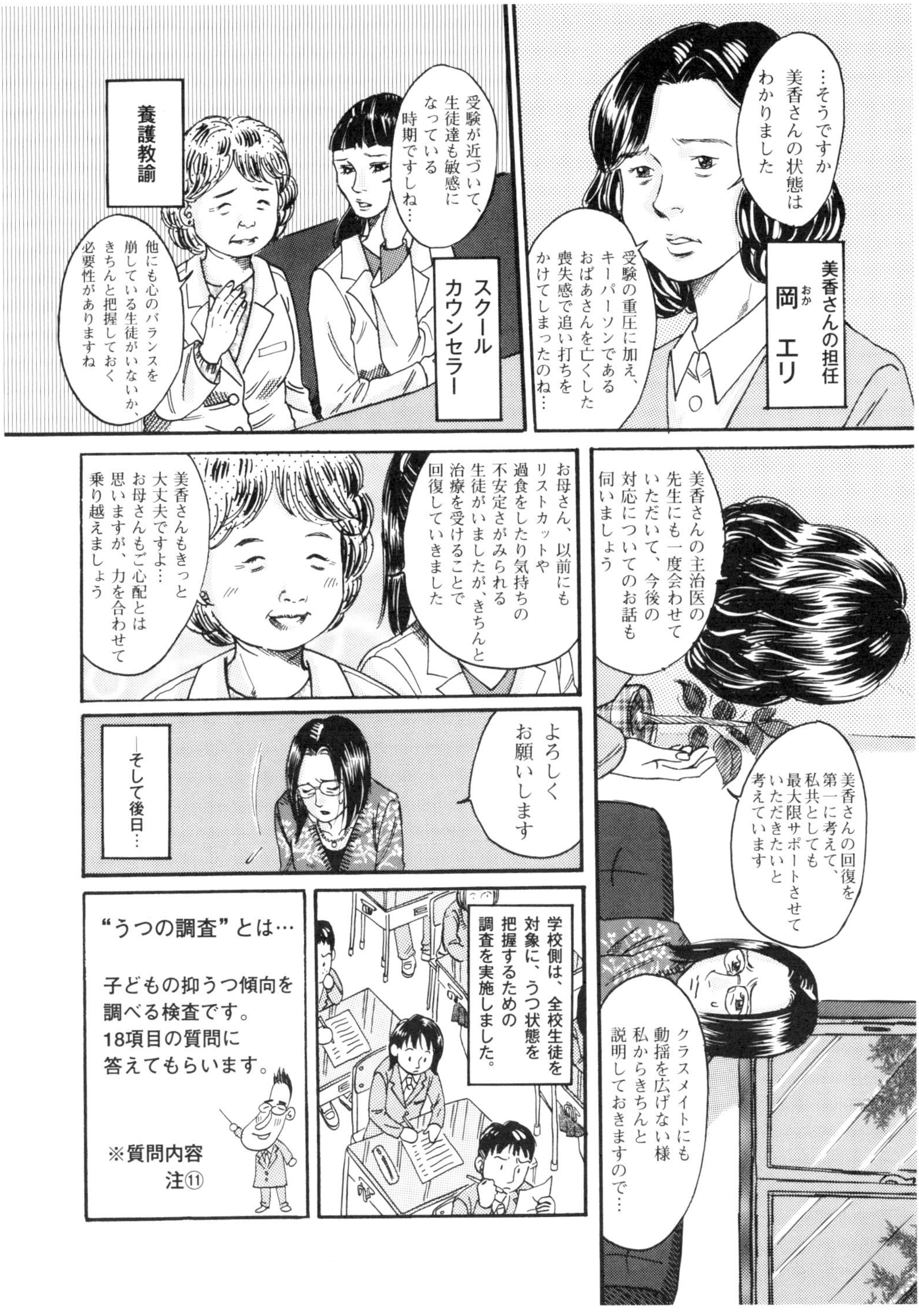
…そうですか 美香さんの状態はわかりました
美香さんの担任 岡《おか》 エリ
受験の重圧に加え、キーパーソンであるおばあさんを亡くした喪失感で追い打ちをかけてしまったのね…
受験が近づいて、生徒達も敏感になっている時期ですしね…
スクールカウンセラー
養護教諭
他にも心のバランスを崩している生徒がいないか、きちんと把握しておく必要性がありますね
美香さんの主治医の先生にも一度会わせていただいて、今後の対応についてのお話も伺いましょう
美香さんの回復を第一に考えて、私共としても最大限サポートさせていただきたいと考えています
クラスメイトにも動揺を広げない様私からきちんと説明しておきますので…
お母さん、以前にもリストカットや過食をしたり気持ちの不安定さがみられる生徒がいましたが、きちんと治療を受けることで回復していきました
美香さんもきっと大丈夫ですよ…お母さんもご心配とは思いますが、力を合わせて乗り越えましょう
よろしくお願いします
—そして後日…
学校側は、全校生徒を対象に、うつ状態を把握するための調査を実施しました。
“うつの調査”とは…
子どもの抑うつ傾向を調べる検査です。18項目の質問に答えてもらいます。
※質問内容 注⑪

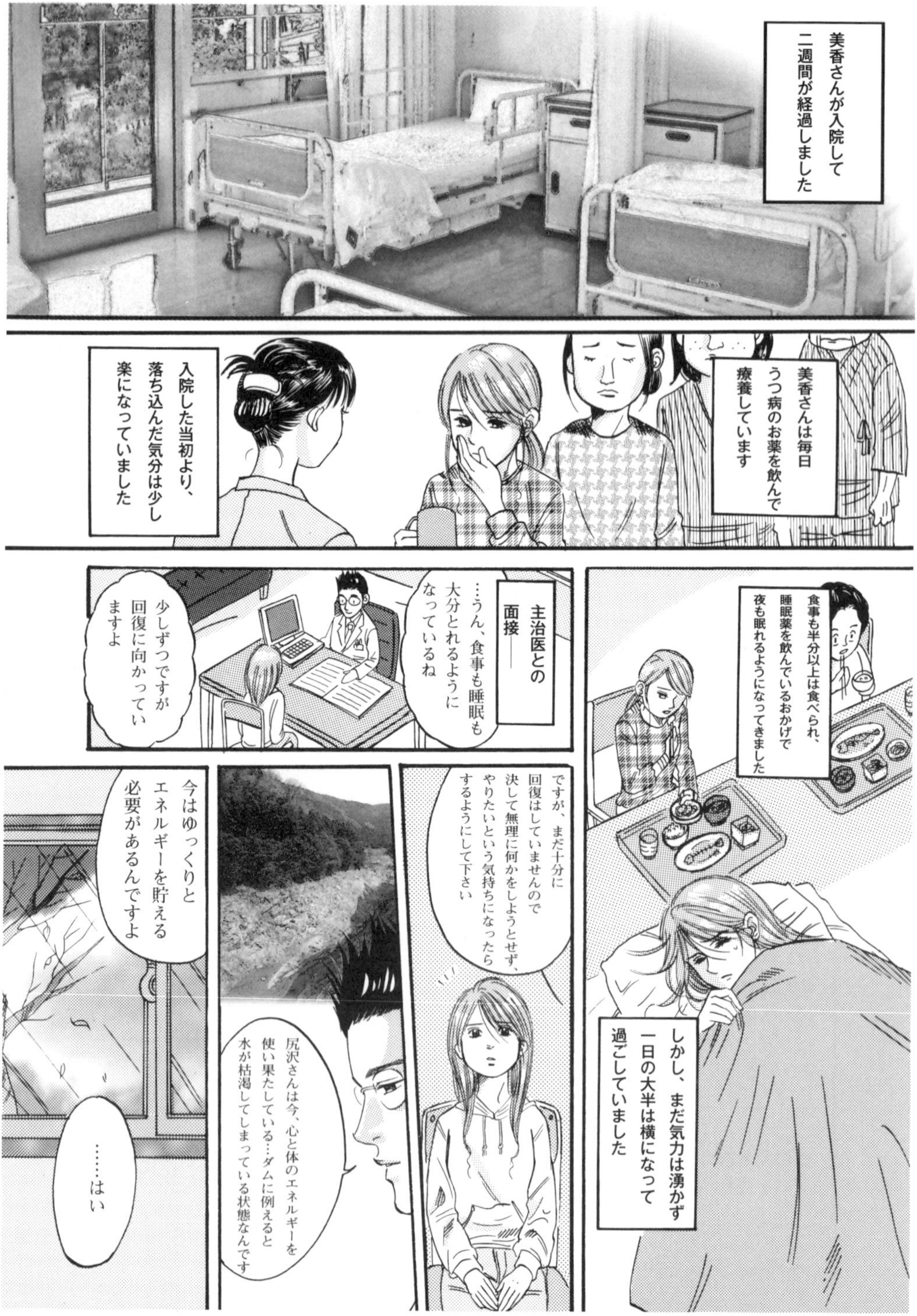

美香さんが入院して二週間が経過しました
美香さんは毎日うつ病のお薬を飲んで療養しています
入院した当初より、落ち込んだ気分は少し楽になっていました
食事も半分以上は食べられ、睡眠薬を飲んでいるおかげで夜も眠れるようになってきました
主治医との面接――
…うん、食事も睡眠も大分とれるようになっているね
少しずつですが回復に向かっていますよ
しかし、まだ気力は湧かず一日の大半は横になって過ごしていました
ですが、まだ十分に回復はしていませんので決して無理に何かをしようとせず、やりたいという気持ちになったらするようにして下さい
尻沢さんは今、心と体のエネルギーを使い果たしている…ダムに例えると水が枯渇してしまっている状態なんです
今はゆっくりとエネルギーを貯える必要があるんですよ
……はい

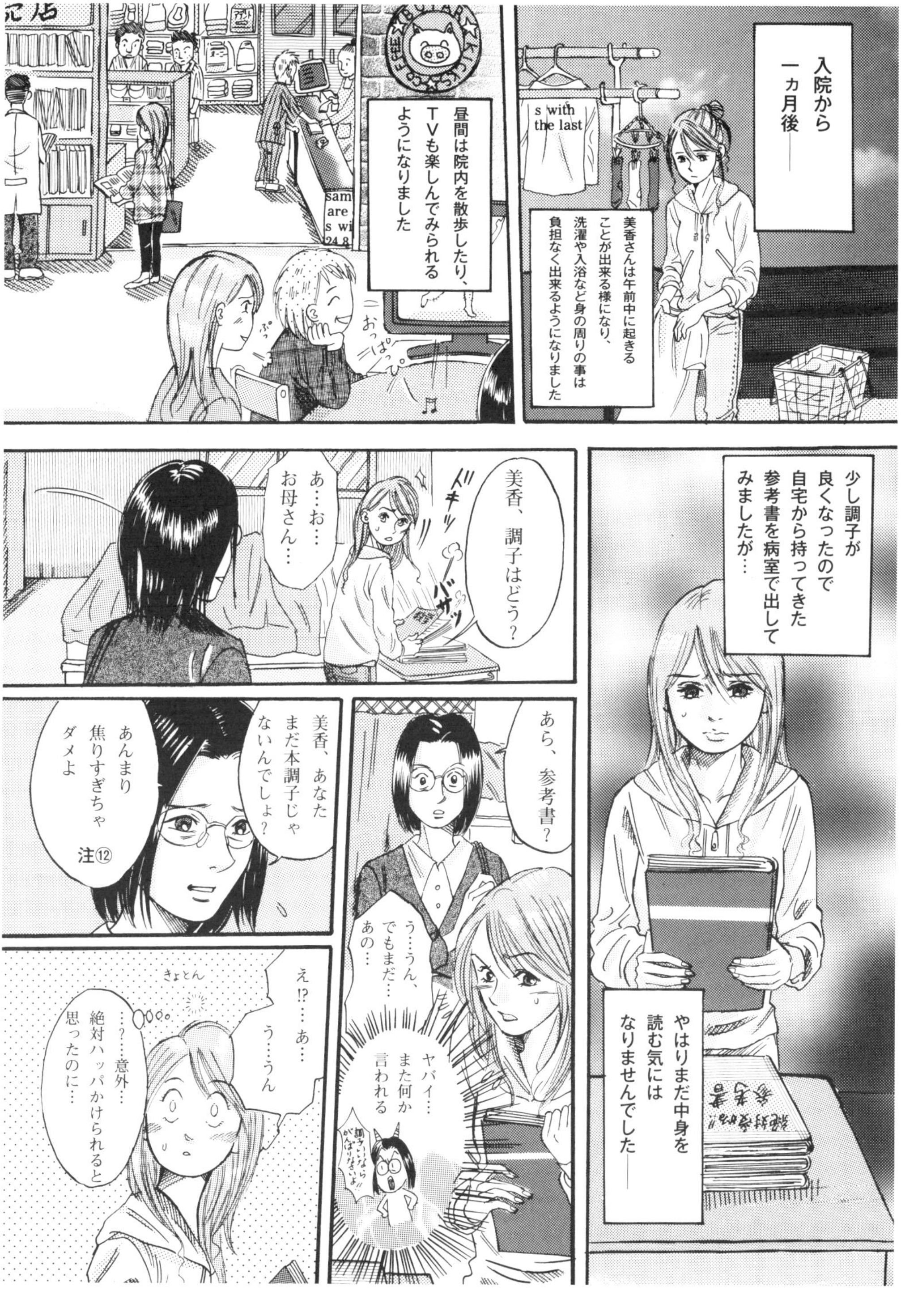
入院から一ヵ月後――
美香さんは午前中に起きることが出来る様になり、洗濯や入浴など身の周りの事は負担なく出来るようになりました
s with the last
昼間は院内を散歩したり、TVも楽しんでみられるようになりました
ぷっ
おっぱっぴー
少し調子が良くなったので自宅から持ってきた参考書を病室で出してみましたが…
やはりまだ中身を読む気にはなりませんでした――
美香、調子はどう？
ドキッ
バサッ
あ…お…お母さん…
あら、参考書？
う…うん、でもまだ…あの…
ヤバイ…また何か言われる
調子いいならがんばりなさいよ!!
美香、あなたまだ本調子じゃないんでしょ？
あんまり焦りすぎちゃダメよ
注⑫
え!?…あ…
う…うん
きょとん
…？…意外…
絶対ハッパかけられると思ったのに…

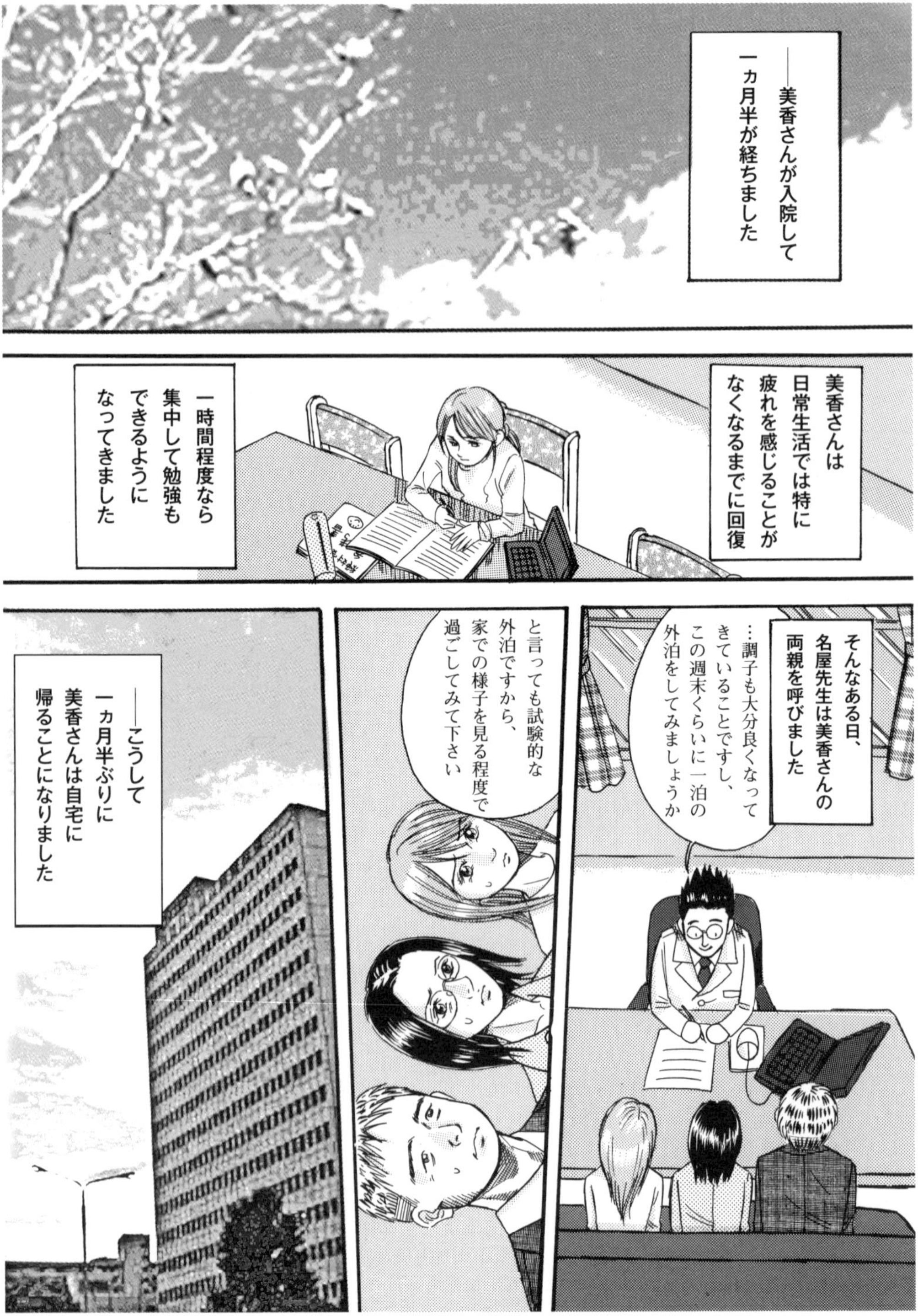
――美香さんが入院して
一ヵ月半が経ちました
美香さんは
日常生活では特に
疲れを感じることが
なくなるまでに回復
一時間程度なら
集中して勉強も
できるように
なってきました
そんなある日、
名屋先生は美香さんの
両親を呼びました
…調子も大分良くなって
きていることですし、
この週末くらいに一泊の
外泊をしてみましょうか
と言っても試験的な
外泊ですから、
家での様子を見る程度で
過ごしてみて下さい
――こうして
一ヵ月半ぶりに
美香さんは自宅に
帰ることになりました

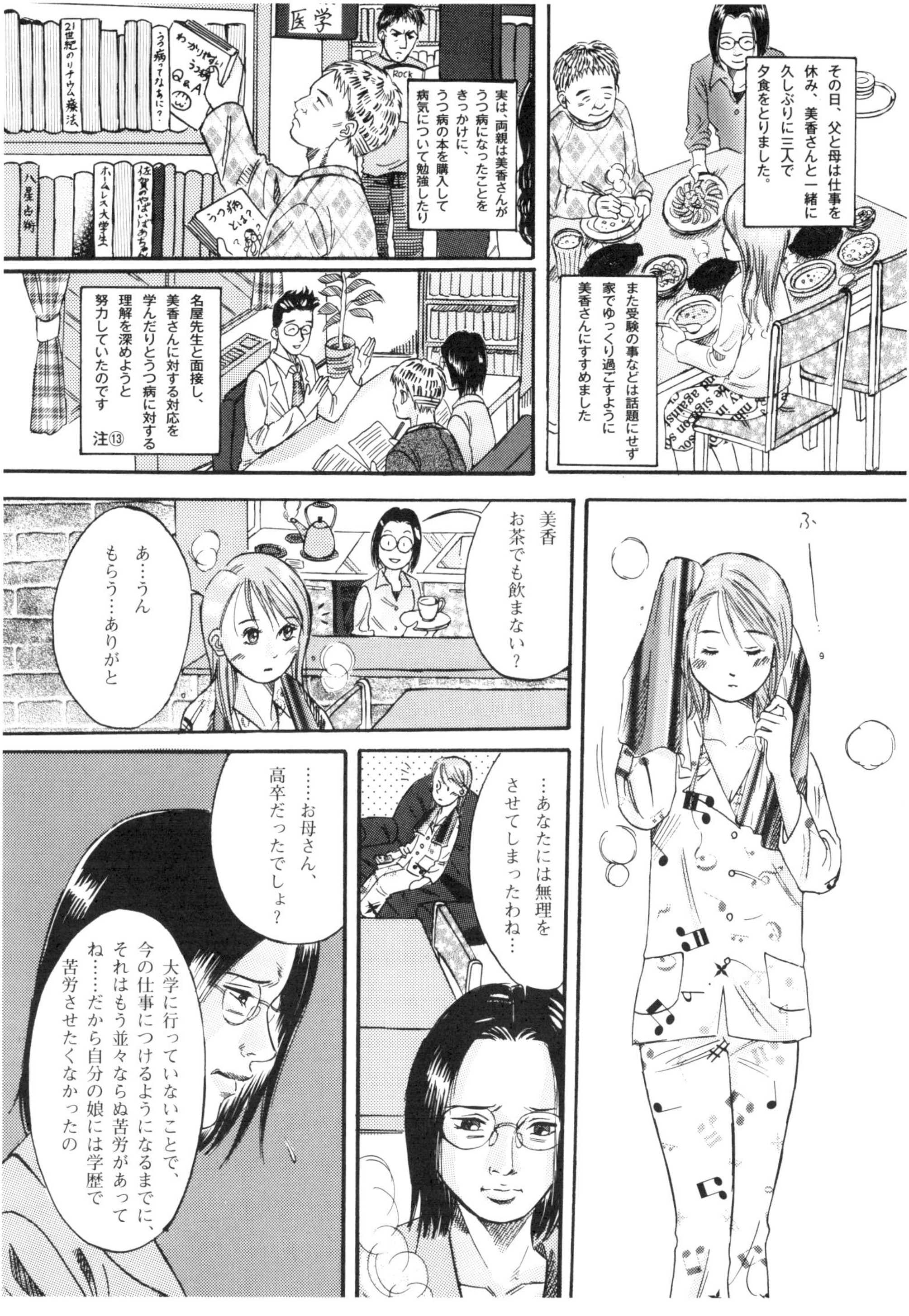
その日、父と母は仕事を休み、美香さんと一緒に久しぶりに三人で夕食をとりました。
また受験の事などは話題にせず家でゆっくり過ごすように美香さんにすすめました
医学
21世紀のリチウム療法
うつ病ってなあに?
ホームレス大学生
佐賀のがばいばあちゃん
うつ病とは?
実は、両親は美香さんがうつ病になったことをきっかけに、うつ病の本を購入して病気について勉強したり
名屋先生と面接し、美香さんに対する対応を学んだりとうつ病に対する理解を深めようと努力していたのです
注⑬
ふー……
美香 お茶でも飲まない?
あ…うん もらう…ありがと
…あなたには無理をさせてしまったわね…
……お母さん、高卒だったでしょ?
大学に行っていないことで、今の仕事につけるようになるまでに、それはもう並々ならぬ苦労があってね……だから自分の娘には学歴で苦労させたくなかったの

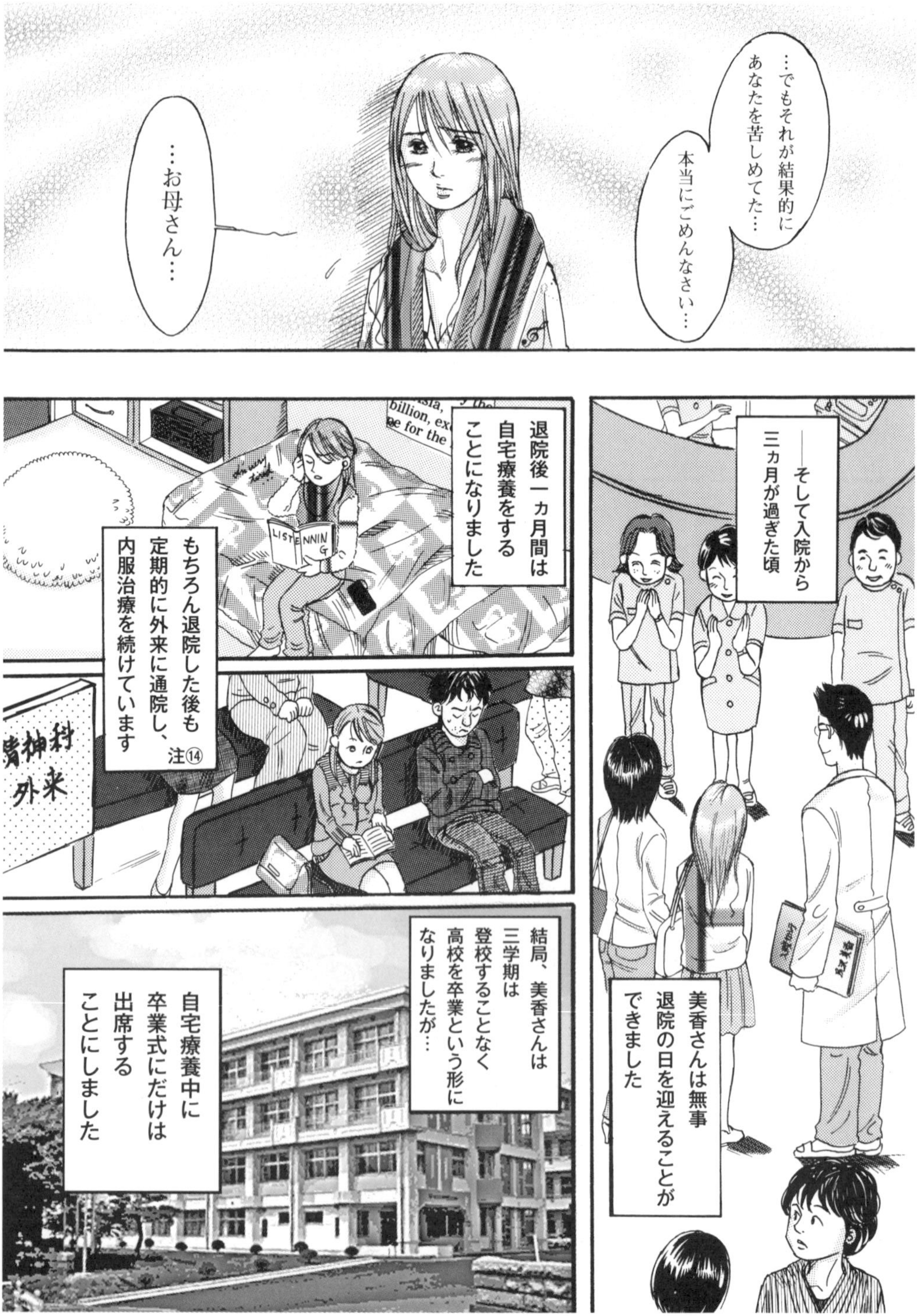
…でもそれが結果的に
あなたを苦しめてた…
本当にごめんなさい…
…お母さん…
——そして入院から
三ヵ月が過ぎた頃
美香さんは無事
退院の日を迎えることが
できました
退院後一ヵ月間は
自宅療養をする
ことになりました
もちろん退院した後も
定期的に外来に通院し、
内服治療を続けています
注⑭
精神科
外来
結局、美香さんは
三学期は
登校することなく
高校を卒業という形に
なりましたが…
自宅療養中に
卒業式にだけは
出席する
ことにしました

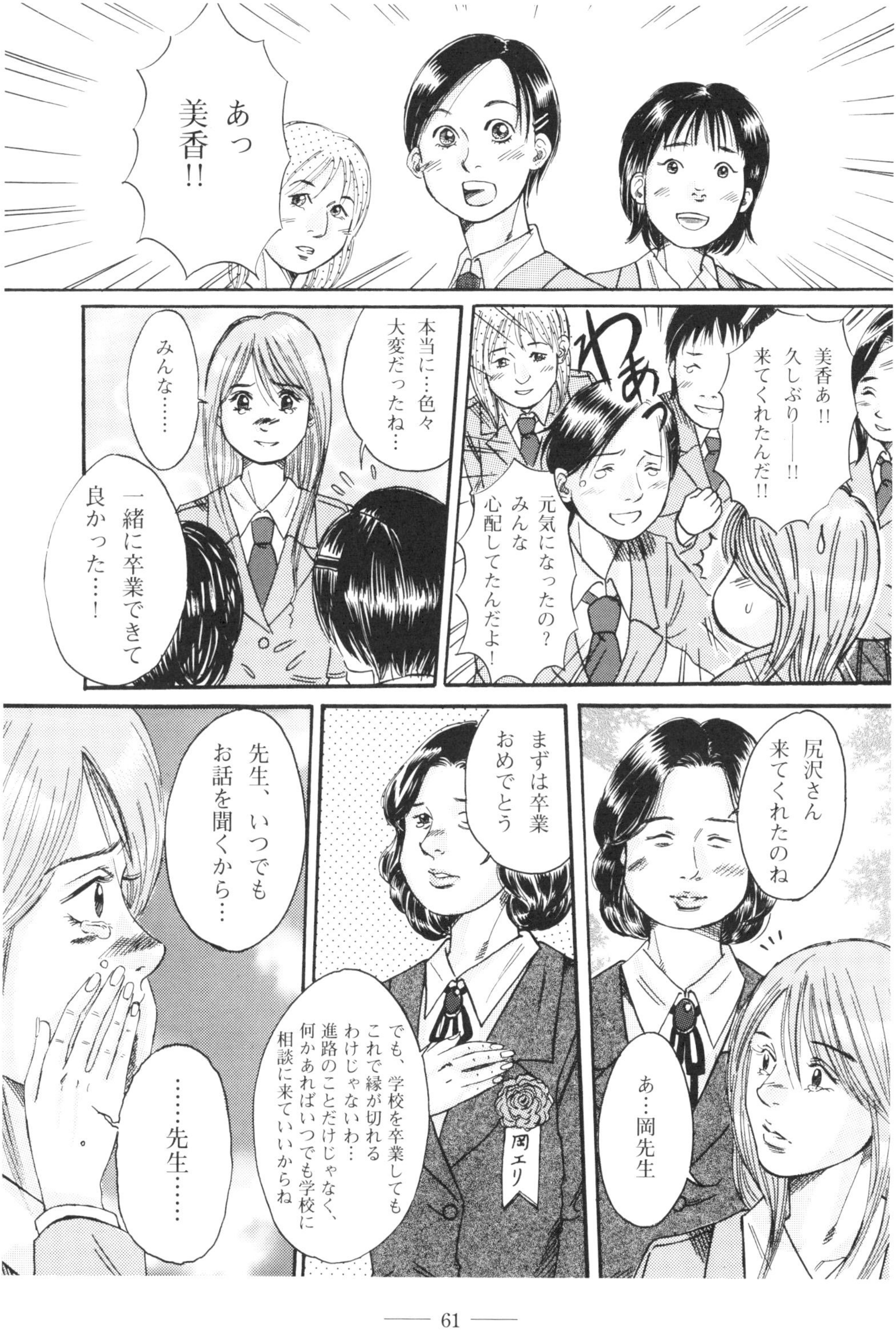
あっ
美香!!
美香ぁ!!
久しぶり――!!
来てくれたんだ!!
わあっ
元気になったの?
みんな
心配してたんだよ!
本当に…色々
大変だったね…
みんな……
一緒に卒業できて
良かった…!
尻沢さん
来てくれたのね
あ…岡先生
まずは卒業
おめでとう
でも、学校を卒業しても
これで縁が切れる
わけじゃないわ…
進路のことだけじゃなく、
何かあればいつでも学校に
相談に来ていいからね
岡エリ
先生、いつでも
お話を聞くから…
……先生……

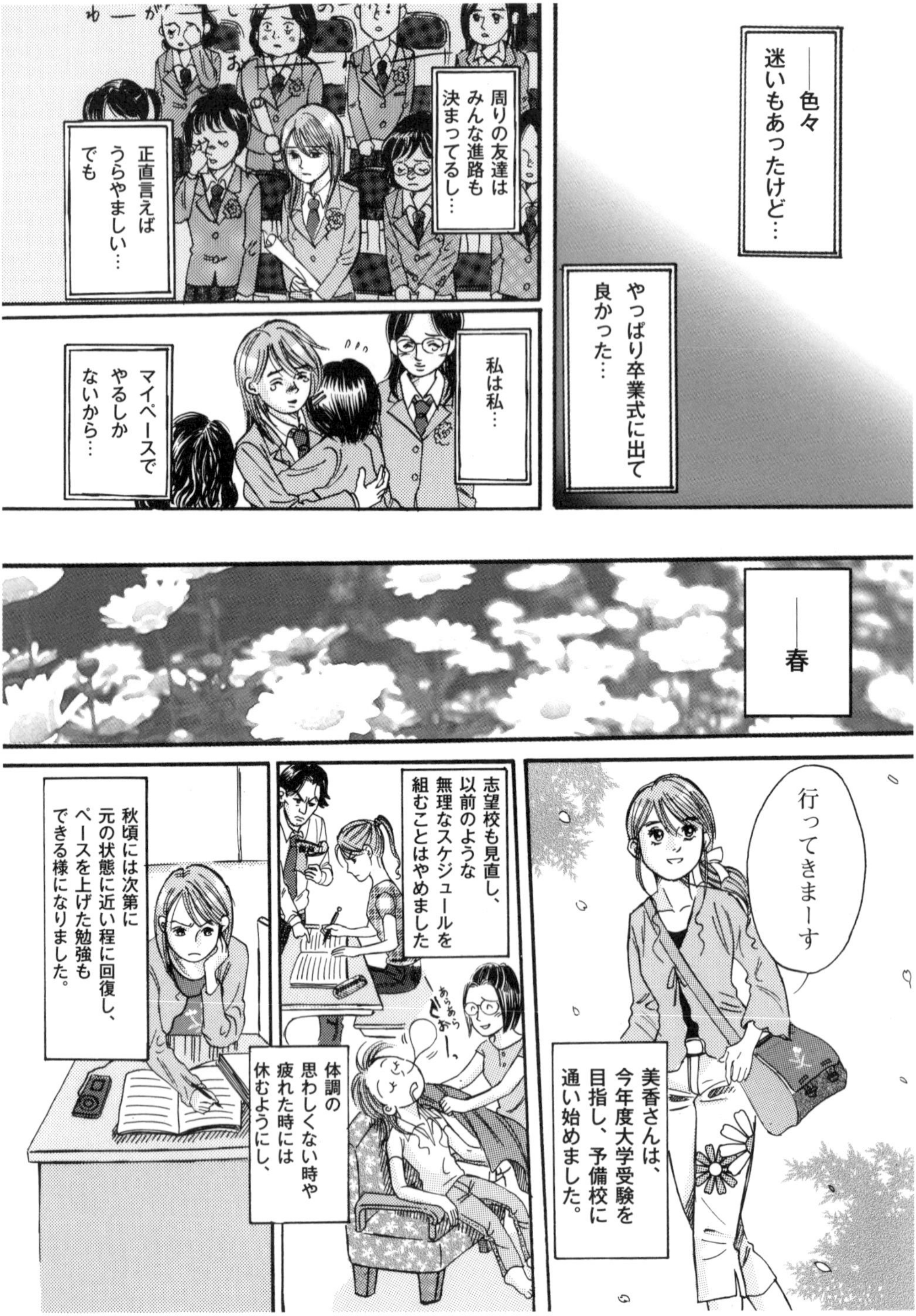
――色々
迷いもあったけど…
やっぱり卒業式に出て
良かった…
周りの友達は
みんな進路も
決まってるし…
正直言えば
うらやましい…
でも
私は私…
マイペースで
やるしか
ないから…
――春
行ってきまーす
美香さんは、
今年度大学受験を
目指し、予備校に
通い始めました。
志望校も見直し、
以前のような
無理なスケジュールを
組むことはやめました
体調の
思わしくない時や
疲れた時には
休むようにし、
秋頃には次第に
元の状態に近い程に回復し、
ペースを上げた勉強も
できる様になりました。

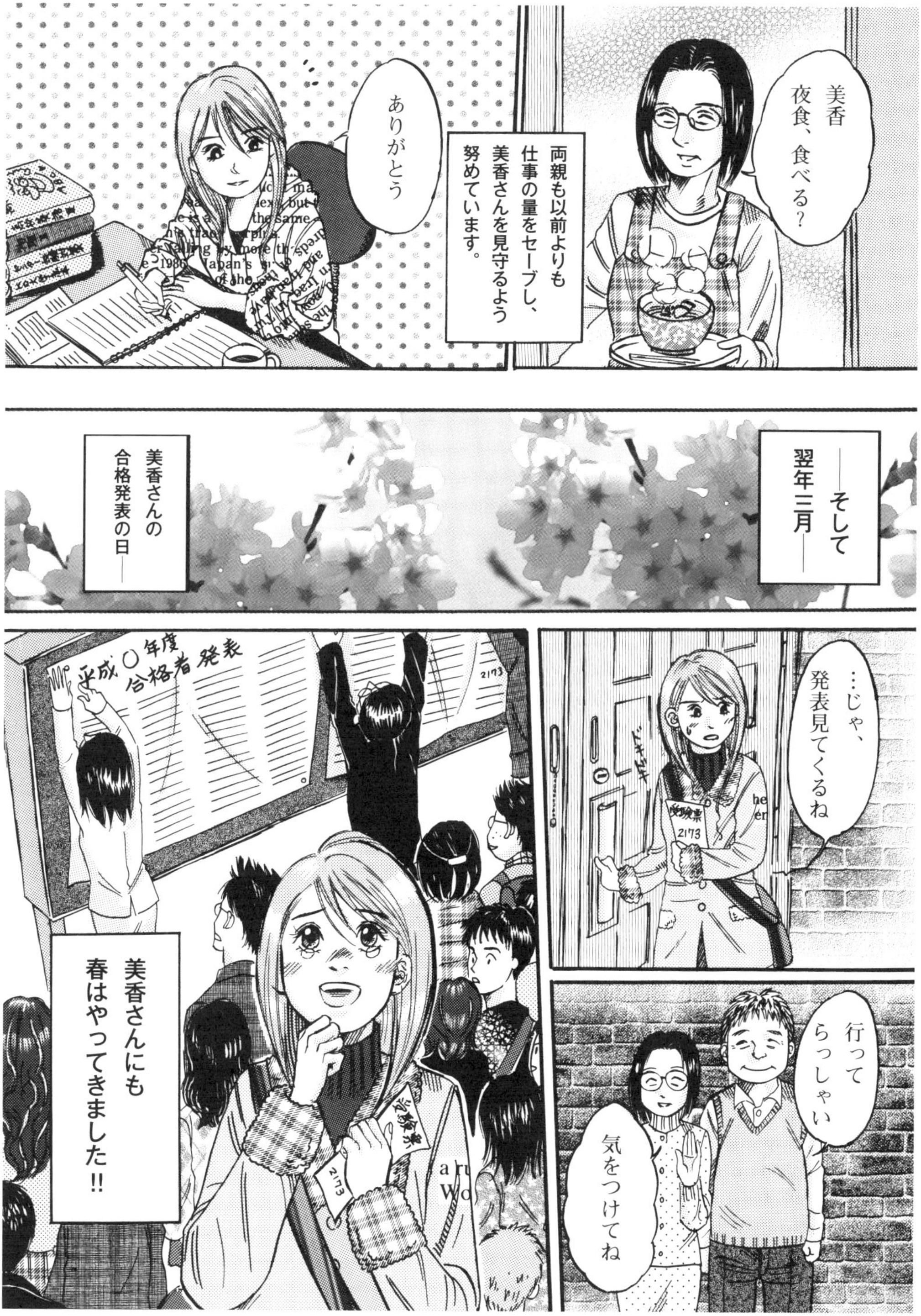
美香
夜食、食べる？
両親も以前よりも仕事の量をセーブし、美香さんを見守るよう努めています。
ありがとう
——そして
翌年三月——
美香さんの
合格発表の日——
…じゃ、
発表見てくるね
ドキドキ
行って
らっしゃい
気をつけてね
平成○年度
合格者発表
美香さんにも
春はやってきました!!

ふろく　～うつ病の説明～（高校生編）

注①　うつ病ではプレッシャーをかけることはよくありません。うつ病が疑われるときは、叱《しっ》咤激励《たげきれい》は控えましょう。

注②　お子さんにとって信頼できる人物の存在がとても大切です。そういった意味では家族のサポート機能は非常に重要です。

注③　体のだるさは、うつ病の身体症状（体に出る症状）としてしばしば見られる症状です。患者さんによっては「体中に鉛が入っているように重くて動けない」と訴える方もいますが、多くの患者さんは「体がだるい。疲れやすい」などと訴えます。

注④　うつ病の精神症状（気持ちに出る症状）として、集中力の低下や思考スピードの低下、記憶力の低下などがあります。授業についていけない、いくら勉強しても頭に入らない、成績が落ちるなどの結果としてあらわれます。

注⑤　この場面では母親は気が弱いと考えているようですが、うつ病が発症しかかっているところに祖母の死という出来事が加わり発症に至っています。

注⑥　リストカットは様々な状態で生じますが、うつ病のときもリストカットすることがあります。

注⑦　うつ病にとってストレスはよくありません。まずは本人の抱えているストレスを取り除くことが必要です。場合によっては入院することによって環境を変えることも必要でしょう。

注⑧　うつ病の治療には、原則として抗うつ薬を使用します。この薬を毎日きちんと服用することで、疲れた脳細胞に栄養が行き渡り、その機能が回復することが最近の研究で明らかにされています。昔の抗うつ薬と比較して、最近の抗うつ薬はずいぶん副作用が少なくなりましたが、人によっては吐き気や眠気がみられる場合があります。

注⑨　うつ病の治療にとって大事なことは、しっかりと休息をとることです。骨折など体の故障とは異なり、うつ病の背景にある脳の疲れは目で見ることができません。そのため、本人も周囲もどうしても焦りますが、「急がば回れ」です。

注⑩　家族、学校の先生、スクールカウンセラーと話し合いを持ち、今後の治療について方向性を一致させることも重要です。最終的な決定には本人の意志を反映させることも重要なことです。

注⑪　うつ病の程度をおおまかに把握するために、自分で記入してもらう質問紙があります。

児童や生徒に対しても、このような質問紙（バールソン自己記入式抑うつ評価尺度）が作成されています。

具体的には、良いことも悪いことも含めた以下の十八項目から構成され、それぞれ「いつもそうだ」、「ときどきそうだ」、「そんなことはない」と三段階で評価するようになっています。

注⑫ ここでの母親の対応は適切です。うつ病のときには決して焦ってはいけません。

注⑬ 病気について家族が学び本人の状態を理解することは非常に重要なことです。わからないことや疑問なことは主治医や看護師に聞いてみましょう。

注⑭ うつ病が改善したように見えても当分の間、外来に定期的に通い服薬を続けることは再発予防に大事なことです。決して自分や家族の判断で治療を中断しないようにしましょう。

■バールソン自己記入式抑うつ評価尺度

わたしたちは、楽しい日ばかりではなく、ちょっとさみしい日も、楽しくない日もあります。みなさんがこの1週間、どんな気持ちだったか、当てはまるものに○をつけて下さい。良い答え、悪い答えはありません。思ったとおりに答えて下さい。

	いつも そうだ	ときどき そうだ	そんな ことはない
・楽しみにしていることがたくさんある	[　]	[　]	[　]
・とても良く眠れる	[　]	[　]	[　]
・泣きたいような気がする	[　]	[　]	[　]
・遊びに出かけるのが好きだ	[　]	[　]	[　]
・逃げだしたいような気がする	[　]	[　]	[　]
・おなかが痛くなることがある	[　]	[　]	[　]
・元気いっぱいだ	[　]	[　]	[　]
・食事が楽しい	[　]	[　]	[　]
・いじめられても自分で「やめて」と言える	[　]	[　]	[　]
・生きていても仕方がないと思う	[　]	[　]	[　]
・やろうと思ったことがうまく出来る	[　]	[　]	[　]
・いつものように何をしても楽しい	[　]	[　]	[　]
・家族と話すのが好きだ	[　]	[　]	[　]
・こわい夢を見る	[　]	[　]	[　]
・ひとりぼっちの気がする	[　]	[　]	[　]
・落ち込んでいてもすぐに元気になれる	[　]	[　]	[　]
・とても悲しい気がする	[　]	[　]	[　]
・とても退屈な気がする	[　]	[　]	[　]

最近1週間の状態について子ども自身が評価する。

村田豊久、清水亜紀、森　陽二郎、大島祥子：学校における子供のうつ病 ―Birlesonの小児期うつ病スケールからの検討―．最新精神医学Ⅰ：131-138、世論時報社、1996.

■バールソン自己記入式抑うつ評価尺度採点方法

質問用紙の○のついた場所の得点を合計していきます。各項目の得点は下の表に示します。
例：「楽しみにしていることがたくさんある」の項目で「そんなことはない」に○→2点

	いつもそうだ	ときどきそうだ	そんなことはない
・楽しみにしていることがたくさんある	[0]	[1]	[2]
・とても良く眠れる	[0]	[1]	[2]
・泣きたいような気がする	[2]	[1]	[0]
・遊びに出かけるのが好きだ	[0]	[1]	[2]
・逃げだしたいような気がする	[2]	[1]	[0]
・おなかが痛くなることがある	[2]	[1]	[0]
・元気いっぱいだ	[0]	[1]	[2]
・食事が楽しい	[0]	[1]	[2]
・いじめられても自分で「やめて」と言える	[0]	[1]	[2]
・生きていても仕方がないと思う	[2]	[1]	[0]
・やろうと思ったことがうまく出来る	[0]	[1]	[2]
・いつものように何をしても楽しい	[0]	[1]	[2]
・家族と話すのが好きだ	[0]	[1]	[2]
・こわい夢を見る	[2]	[1]	[0]
・ひとりぼっちの気がする	[2]	[1]	[0]
・落ち込んでいてもすぐに元気になれる	[0]	[1]	[2]
・とても悲しい気がする	[2]	[1]	[0]
・とても退屈な気がする	[2]	[1]	[0]

フル・スコア：36点，カットオフ・スコア：16点

注：この質問紙だけではうつ病の診断はつけられません。あくまでもうつ病の疑いがあるかどうかの目安に過ぎませんが、16点以上の場合はその疑いがあるということになります。

●お父さん・お母さんのためのマンガ簡単解説！（高校生編）

P42

美香さんは、有名大学合格を目指し、夜遅くまで塾に通っています。両親も共働きで親子の交流は乏しいです。

P43

日頃の受験勉強の疲れやプレッシャーからか、美香さんは腹痛を訴えるようになりました。近所の内科を受診しましたが検査結果に異常はなく、整腸剤の処方のみで経過観察となっています。

美香さんの場合、この段階でうつ病である可能性は低いと考えます。（他方、すでにうつ病を発症しており、腹痛等の身体症状を主訴として最初に内科を受診する方もいると思います。）

P44

美香さんは以前から月経前緊張症もしくは月経前不快気分障害の傾向がありましたが、いつもより生理痛やイライラ感の悪化がみられています。（月経前緊張症とは？　女性に特有の障害で、症状は人によって違いますが、月経前になると「下腹部痛」「頭痛」といった身体の症状や、「怒りっぽくなる」「理由もなく気分が落ち込む」といった心の症状が現れます。特に心の症状が強いものを月経前不快気分障害といいます。）

P45

成績が悪く落ち込んでいるところに、心のよりどころであった祖母が危篤に陥るという重大なライフイベントが起こっています。

P46

祖母の危篤を知り、集中困難や不眠がみられています。ショックな出来事のあった直後に一時的にこういった反応がみられても、病的な症状とは言えません。しかし持続していけば問題となってきます。

P47

ますます家族との交流がなくなっており、美香さんは、家族のサポートが必要な時期に孤立してしまっています。

P47～48

美香さんは徐々に不眠や倦怠感が持続するようになってきました。頭の回転が落ちて授業にもついていけなくなってきています。気分の落ち込みも続き、うつ病を発症もしくは発症しかかっている段階です。

P49～51
美香さんは、祖母が亡くなってから、さらに落ち込んで、勉強も手に付きません。悪い考えばかりが頭を巡り、精神的に追い込まれリストカットをしています。

P51
美香さんは大学病院の精神科を受診しました。（受診予約が必要な病院も多いですので、あらかじめ電話で問い合わせをされる方が良いでしょう。）
医師は「主訴：今、困っていることは何ですか？」「家族歴：家族構成等はどうなっていますか？」「生活歴：どこに生まれ、どのように生活し、親や兄弟との関係はどういう具合であり、どこの学校に行っていて出席や成績はどうでしたか？」「既往歴：今までにかかった身体や精神の疾患はありますか？」「現病歴：今までの経過はどうですか？」などを詳しく美香さんと母親から聞きました。そして精神症状や身体症状をていねいに把握した上で、国際的に広く認められている診断基準を使用した結果、うつ病と診断しました。

P52
美香さんは死にたい気持ちもあるため、ここでは入院治療が選択されました。死にたい気持ちが切迫している場合は、そのまま入院になりますが、美香さんの場合は、入院の準備をしてから翌日入院することになりました。

P52〜53

美香さんは入院しました。主治医は外来の医師とは別の名屋先生になりました。入院生活の過ごし方や治療についての説明が行われています。（精神科での入院形態は、次の二つの形態が多いです。**任意入院**：本人の同意による入院です。**医療保護入院**：入院の必要性が認められるが、本人が同意しない、もしくはできない場合にとられる入院形態です。主に家族の同意による入院です。未成年者の場合は、通常、両親の同意が必要ですので両親とも来院していただき、署名捺印をしていただきます。）

P53〜54

入院したての美香さんは、まだ体がだるく横になってばかりです。担当看護師が様子を伺い、その時の状態に応じて、アドバイスをしています。

P54〜55

母親と担任、養護教諭、スクールカウンセラーで話し合いが行われています。美香さんの場合は、学校側と密に連絡が取れているようです。

P56

入院二週間目の様子です。休養と薬物療法のおかげで、美香さんは少しずつですが回復してきています。しかしここで無理をすると悪化しかねませんので、主治医はゆっくりと過ごすようにアドバイスしています。

P57

入院後一ヵ月の様子です。日常生活においては、負担を感じずに過ごせていますが、精神的に負担を感じる受験勉強は、まだやる気が出ていません。

P58

入院後一ヵ月半の様子です。短時間であれば負荷をかけても大丈夫になってきました。主治医の判断で試験外泊が行われています。初回の外泊ですので通常は、自宅に慣れる程度の気持ちで行います。

P59

家族間での交流やサポートする体制が出来てきています。

P60〜61

美香さんは、三ヵ月間で退院しました。退院後も外来通院は続けています。一ヵ月間の自宅療養を経て、本来ならリハビリ登校となるところですが、ここでは卒業式への出席となりました。

P62〜63

美香さんは、本年度は無理をして受験せず、浪人してマイペースで勉強することを選択しました。翌年度に受験し、見事に合格しました。長い人生の中での一年と考えれば、遅れは大きなものではないでしょう。

第三章

うつ病について

うつ病って何？

皆さんは、うつ病という言葉を聞いたことがありましたか？

今までこの言葉を聞いたことのある人もない人もいるでしょう。でも、マンガの中でうつ病という言葉が出てきましたね。

ここでは、うつ病について少しくわしく説明しようと思います。

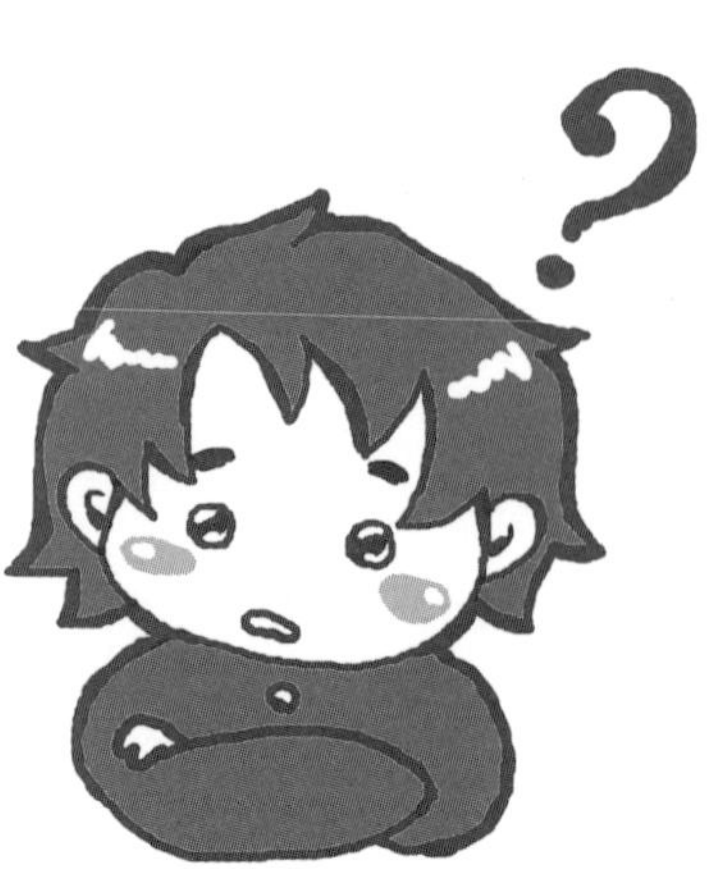

①うつ病についてのあらまし

皆さんは、テストや発表の前、お友達とけんかした時、先生や親から叱られた時などに、おなかが痛くなったり頭が痛くなったりしたことがあるかもしれません。このように、自分の気持ちに負担になることをストレスと言いますが、**ストレスが気持ちに作用すると、腹痛や頭痛などの形で身体の症状が出てくることがあります**。人によっては、ぜんそくがひどくなったり、吐いたり、下痢をすることもあります。

さらに、大きなストレスがかかったり、小さなストレスでも長い間続くと、うつ病という病気になることがあります。このことについて、少し詳しく説明しましょう。

皆さんの頭の中には、**「脳」**があります。ふだんから脳でいろんなことを感じたり、考えたり、おぼえたりしています。もうひとつの脳の大事な働きとしては、**「気持ちを一定に保つ」**ということがあります。

もちろん、一定と言っても多少の波はあります。誰でも、うれしいことがあれば気持ちは高まりますし、がっかりすることがあれば気持ちは落ち込むでしょう。このような波が２、３日以内に元にもどるのが、気持ちを一定に保つという働きなのです。

この働きがうまくいかなくなると、どんどん気持ちが落ち込んで、やる気もなくなり、イライラも出てきます。これが**うつ病**に近い状態です。

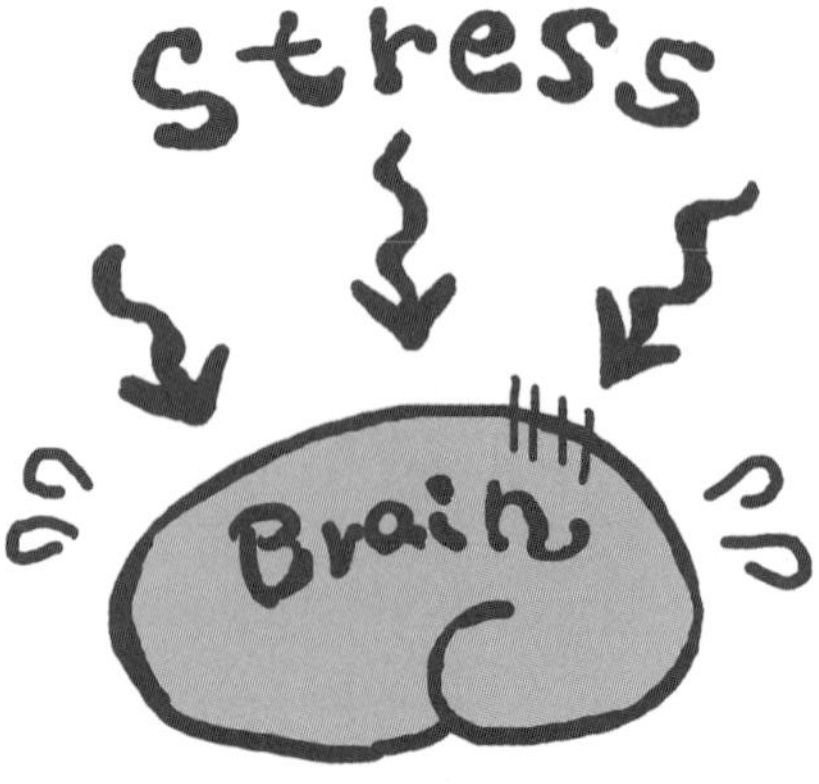

逆に、気持ちの高まりがとどまるところを知らずに暴走すると、やる気が出すぎていろんなことに手を出しますが、注意や集中ができないために長続きせず失敗します。これが**そう病**（**躁病**）に近い状態です。

いずれにしても、脳の大事な働きとして気持ちを一定に保つという働きがあることをよくおぼえておいてください。いろんなストレスがかかって、脳が疲れてくると、この働きがうまくいかなくなって、先ほど述べたうつ病や躁病という病気になってしまうことがあるのです。躁病にくらべてうつ病にかかる人がずっと多いので、ここから先はうつ病を中心に説明しましょう。

うつ病は一生のうちに女性では五人に一人がかかり、男性では十人に一人がかかるというデータがあります。また、ある時点でうつ病にかかっている割合は、女性で五～九％、男性で二～三％と報告されています。

最近、北海道で精神科医による面接調査が行われましたが、中学一年生の十％、つまり十人に一人はうつ病もしくはそれに類似した状態にあると報告されました。したがって、**けっしてまれな病気ではありません**。なぜ、女性がうつ病にかかりやすいのか、その理由はよくわかっていません。

ただし、皆さんがよく知っているように、女性と男性の大きな違いのひとつに女性のみが経験する月経や妊娠・出産があります。月経や出産は子どもを作るために大変大事なことですが、月経前に気持ちが落ち込んだり、出産後に気持ちが落ち込む女性がいることが知られています。また、更《こう》年《ねん》期《き》と言って、月経が来なくなる時期に気持ちが落ち込む女性もいます。

②うつ病の症状

うつ病の症状には、**気持ちの症状**と**身体の症状**の２つがあります。気持ちの症状としては、気持ちの落ち込みがありますが、これがはっきりせずにいろんなことに興味がなくなることもあります。何をやっても楽しくありません。

また、イライラしたり不安になったり、やる気がなくなったり、自分を責めたり価値がないと感じたり、集中したり決断することが難しくなることもあります。考えることや動きもゆっくりとなり、テキパキできません。場合によっては、自分を傷つけたり、死ぬことを考えるようになり大変深刻な状態になります。

身体の症状としては、食欲がなくなったり体重が減少することがあります。その逆に、食欲が亢進して体重が増加する人もいます。睡眠に関しても、朝早く目がさめる、寝つきが悪い、途中で何度も目がさめてしまうといった不眠が多いのですが、中には眠りすぎる（過眠）人もいます。身体もだるくなり、疲れやすくなります。頭が痛い・重い、口が渇く、肩がこる、汗をかく、息苦しい、動悸がする、胃が痛い、下痢や便秘などもよく見られる症状です。

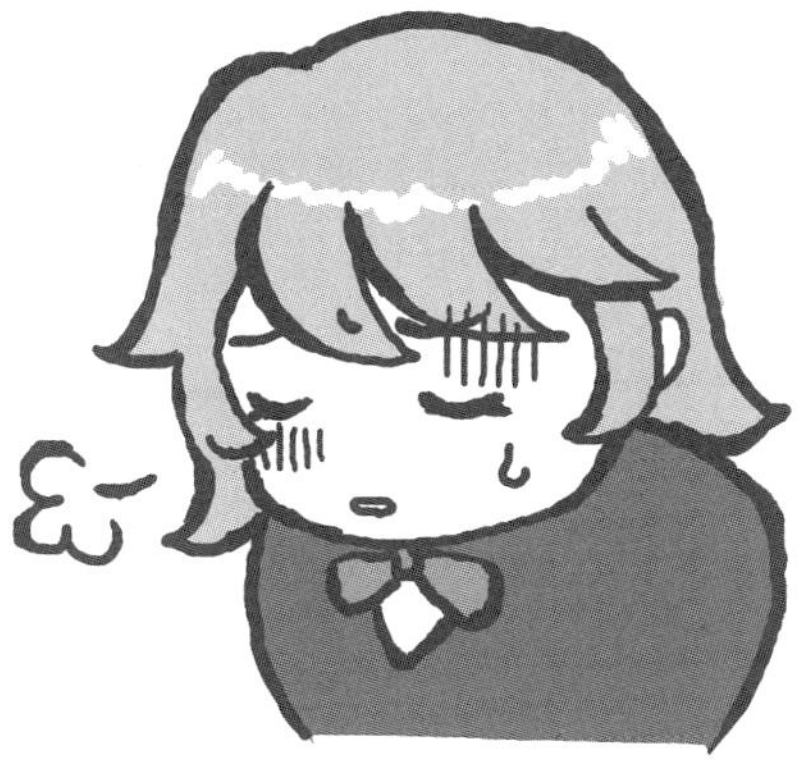

③うつ病の診断

先ほど、脳の大事な働きとして気持ちを一定に保つという働きがあることを説明しました。いろんなストレスがかかって、脳が疲れてくると、この働きがうまくいかなくなって、うつ病になるのです。そして、うつ病の症状が気持ちの症状としても身体の症状としても出てくるのです。

ところで、**身体の病気によっても脳が疲れて、うつ病の症状が出てくることがあります**。たとえば、首のところに甲状腺《こうじょうせん》というものがあって、ここから甲状腺ホルモンが出ています。甲状腺ホルモンは脳や身体にエネルギーを与えてくれますので、甲状腺の働きが落ちてくると甲状腺ホルモンが低下して、脳にエネルギーが行かなくなり気持ちが落ち込むことになります。そこで、血液検査によって甲状腺ホルモンがきちんと出ているのか確かめることが必要になります。

甲状腺以外にもいろんな身体の病気でうつ病がおきるかもしれませんので、まずは一通りの検査をすることが必要になります。この検査で良くない点が出てくれれば、そこを治す治療が必要になりますし、治療で治れば、うつ病の症状も良くなることがあります。

検査で身体はまったく問題ない場合には、身体の病気のためではなく脳自体が疲れた状態と考えられます。そして、この状態が本当にうつ病と言えるのか、判断することを「診断する」と言います。診断するにはいくつかの決まりごとがありますが、たとえばアメリカで作成された国際的な診断基準の主なところをわかりやすくまとめると、以下のようになります。

次にあげる９つの症状のうち、５つ以上が同時に２週間以上続いている。ただし、①または②は必ずある。そして、このような症状が出る前のその人の機能から明らかに低下しているということです。

■うつ病の診断基準（ＤＳＭ-Ⅳ）

①気持ちが落ち込む。青少年では、いらだたしい気持ちもありうる。
②何をやっても、誰といても楽しくない。すべてがつまらない。
③食事をとる気になれない。食べてもおいしくないし、味がわからない。人によっては逆に、食べ過ぎる。体重が変化した。青少年では予想される体重増加がない場合でもよい。
④寝ようと思っても眠れないし、朝は早くから目がさめて眠れない。人によっては逆に、眠りすぎる。
⑤いろんなことが心配でイライラして落ち着かない。考えにブレーキがかかったようで、考えが進まない。動作ものろくなった。
⑥身体がだるくて疲れやすい。何をするのもおっくうでめんどうくさい。気力がない。
⑦周囲の人たちに迷惑をかけて、自分はだめな人間と思う。自分のせいと自分を責める。
⑧集中して考えることが出来ず、何かを決めることが出来ない。
⑨消えてしまいたい。自分を傷つけたい。死んでしまいたい。

④うつ病の治療

うつ病では、脳が疲れて、気持ちを一定に保つ働きがうまくいかなくなるという話をしました。その結果、うつ病のいろんな症状が出てきます。うつ病を治療するには、脳の疲れをとる必要があります。それには、**ゆっくり休養することと、脳にエネルギーを補給するために抗うつ薬という薬を毎日きちんと服用する必要があります**。

ゆっくり休養するためには、しばらくの間、学校を休むことも必要でしょう。家で何もせずにボーっとしておくことが脳の疲れをとるために役立ちます。ただし、生活のリズムが乱れると治りが遅くなりますので、夜は遅くならないうちに寝て、朝も出来ればきちんと起きることを心がけましょう。寝つきが悪い時には、眠気の来る薬を飲んでもらうこともあります。

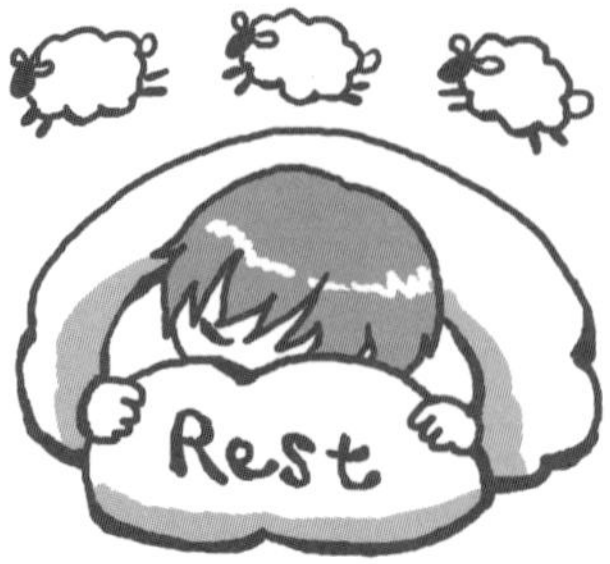

抗うつ薬は通常、少な目の量から始めます。医師が患者さんの状態を見ながら、少しずつ量を増やしていきます。口から飲んだ抗うつ薬は腸から吸収されて、脳に行きます。脳にはたくさんの神経細胞がありますが、これらの神経細胞を抗うつ薬が刺激してくれます。

その結果、**神経細胞はエネルギーを補給されて疲れがとれてくるのです**。疲れがとれると、再び気持ちを一定に保つ働きが復活します。そのため、気持ちの落ち込みも軽くなり、合わせていろんな症状も良くなっていくのです。

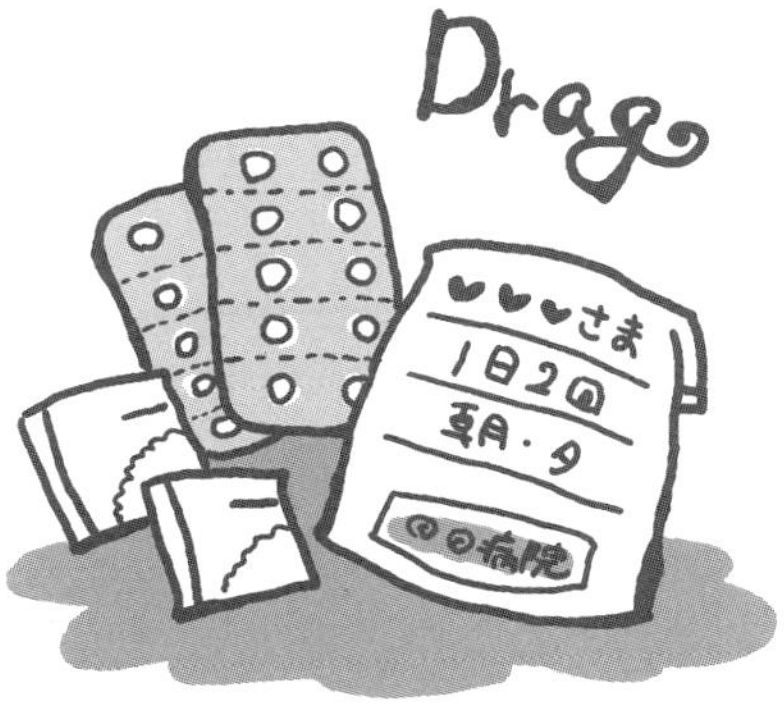

⑤うつ病と自殺

うつ病が適切に診断されて治療されれば、もとの健康な状態に戻れますが、うつ病であることがわからず、そのまま放っておかれるとどうなるのでしょうか？　最悪の場合は、自殺をしてしまうことがあります。わが国では、一九九八年以降、毎年自殺者が三万人を突破する事態が続いています。世界でも自殺率が高い国になっていますが、**多くの自殺の背景にはうつ病がひそんでいること**が指摘されています。

自殺に追い込まれた人たちに共通して見られる気持ちとしては、「頼れる人はなく自分がひとりぼっちと思っている」、「自分には全然価値がないと思っている」、「他人や自分に強い怒りを感じている」、「この苦しい状態がずっと続くと思い込んでいる」、「視野が狭くなって問題を解決するには自殺しかないと思い込んでいる」、「もうどうでもいいとあきらめている」、「自殺だけは今の自分にもできる」など、とても偏った危険な気持ちに陥っています。

このように自殺を考えているお友達から、あなたがそのことを告白されたらとても驚くでしょう。そして怖くなるかもしれません。が、おそらく相手は、誰でも良いから打ち明けたのではなく、この人ならば真剣に聞いてくれるはずだと思ってあなたに打ち明けたと思います。そして、死ぬことだけではなく、生きたい、助けて欲しいというメッセージをあなたに送っているのかもしれません。

そこで、あなたに出来ることは、**しっかりと相手の話を聞いてあげることです**。けっして、話をそらしたり、励ましたりしてはいけません。そして、「死ぬことを考えるほど苦しんでいたんだね」と気持ちを受け止めてあげましょう。

その次に大事なことは、**一緒に大人の所へ行くことです**。学校の先生でも、おうちの人でも構いません。けっして二人だけの秘密にせずに勇気をもって大人のところへ行ってください。大人がきっと病院に連れて行ってくれます。**病院できちんとみてもらって治療を受ければ、徐々に死ぬことは頭から遠ざかり、以前の元気なお友達にもどるでしょう。**

●こんなときどうする？（Part 1）

●試験

中学生、高校生にとって試験は、かなり大きなイベントです。試験といっても小テストから中間テスト、期末テスト、受験前の大事な模試まで様々でしょう。

前述したようにうつ病にとってストレスは、よくありません。また頭も働かなくなっているので思ったように実力は出せないでしょう。うつ病があまり改善していない時期には、基本的には控えておくほうがよいでしょう。

うつ病が徐々に軽快し、本人の意欲も出てきた時には主治医に相談してみましょう。

第四章

うつ病への対応

Ⅰ 両親の対応

①うつ病のサインに気づく

思春期は、自分の精神状態を把握したり、客観的に冷静に自分自身を見つめることが困難です。また、うつについての知識も乏しい時期です。

そんなときにうつ病の症状（以下、うつ症状と言います）が出現しても自分では気づかないことも多いのです。

一番、身近にいるのが家族ですから「いつもと様子がおかしい」と感じたり、身体症状が目立つにもかかわらず内科受診、検査などで「異常がない」ときなどは、うつ症状に気をつけてみることも必要です。

●うつ症状とは？

●気分がおちこむ
●やる気がでない
●眠れない
●食べられない
●好きなことに興味がもてない
●頭の回転が悪い　　　　など

このような症状が中心部分を占めます。思春期であれば「好きなゲームをしなくなった」「ため息が多くなった」「表情が暗い」「学校に行きたがらない」などです。成績のことで悩んだり友人関係、恋愛関係、部活のことなどいろいろな悩みはつきない時期ですが、通常の悩みであれば時間がたつにつれ解決したり、それほど気にならなくなります。

しかし、一度うつ病になってしまうと、悩みが深刻になり自分を責めるようになります。いろんなことを悲観的に考えてしまうようになり、苦しみが増しますので十分な治療が行われないと改善しません。また、いらいらや焦燥感が前面に出てくることもあります。「反抗期だから」などと片付けてしまわずにゆっくりと時間をとって本人の話を聞きましょう。

また話を聞くときは、聞く側の精神状態も重要です。いらいらしているときや忙しいとき、気持ちに余裕がないときに聞いても、なかなか話はすすんでいきません。リラックスした状態で穏やかに聞くことが望ましいと考えられます。

かといって、不自然に過剰な干渉をする必要はありません。適切な距離を保ちながら、客観的に本人の様子を観察することが重要です。また、難しいこともありますが、普段から本人とコミュニケーションをとっておくこともうつ病のサインに気づく重要な要素といえるでしょう。

●こんなときどうする？（Part 2）

Q：時間をとって、落ち着いて本人に話を聞いてみたが、何も話してくれない。

A：思春期の子どもにとって自分の悩みを打ち明けたり、相談することは「恥ずかしい」と感じる子どももいるでしょう。「もう中学生だから」「高校生だから」といい、妙に抱え込んでしまうかもしれません。
そういう場合は、以下のような対応があります。

●タイミングを見計らう

やはり感情も不安定ですから、いくら悩んでいても言いたくないときもあるでしょう。逆に何故か素直に話せるときもあると思います。そういったタイミングをみて何度か話をきいてみるといいかもしれません。

●non verbal（非言語的）なコミュニケーションをしてみる

悩みを打ち明けるといっても、「面と向かっては言いにくい」こともあるでしょう。何か一緒にしながら（散歩、スポーツなど）話のきっかけするのも一つの手かもしれません。

●人を変えてみる

子どもは「親には絶対に迷惑をかけたくない」などと頑なに考えている場合もあるでしょう。うつ病の場合は、視野が狭くなりますから、そのことばかりにこだわって、両親には言わないかもしれません。そういった場合は、本人が信頼している親戚や知人などに頼んで聞いてもらうのもいいかもしれません。

とにかく一人で抱え込ませずに、悩んでいることを引き出すことが重要でしょう。

②うつ病の身体症状について

前述しましたが、うつ病の症状が身体症状として出てくることが多々あります。これは大人のうつ病でも同様のことで、精神科に来る前にかなりの内科の病院を転々とすることがよくあります。

腹痛、頭痛、倦怠感、めまいなどを訴えるわりには、検査でも何も異常がないときなどは注意が必要です。以下に具体的なケースを呈示します。

A君のケース：16歳　男性

高校に入学したばかりのA君は、スポーツが好きな男の子です。入学してからすぐにサッカー部に入り、活発に過ごしていました。またサッカーを通して友人もでき、仲良く遊んでいました。

夏休み前の期末試験で、中間試験よりもかなり順位が落ちてしまいました。勉強はしていたのですが、高校に入り急に難しくなったせいか、思ったような成績がとれませんでした。そのことで両親にも怒られ「勉強しないからこうなるんだ」と責められました。仲の良い友人の中でも一番、成績が下でした。

その頃より、ときどき腹痛を訴えるようになりました。腹痛があるため、食事も十分にとれません。近くの内科を受診し、一通り検査をしましたが、特に異常はないとのことでした。胃薬を処方され、一旦は帰りましたが、腹痛はいっこうによくなりません。胃薬を飲んでもいまひとつです。そのうち、頭痛やめまいもするようになりました。再度、内科病院を受診しましたが、やはり異常はみつかりませんでした。

徐々に腹痛の回数が多くなりました。また眠れなくなり、意欲がないといった症状も出始めました。心配した両親は知り合いの看護師に相談をしました。すると精神科の受診を勧められました。精神科でうつ病と診断され治療を受けました。腹痛は完全にはなくなりませんでしたが、一番ひどいときよりもずいぶん頻度が減りました。二学期からは問題なく学校にも行くことができ、部活にも励んでいます。

このA君は、腹痛が前面に出た「うつ病」です。うつがひどくなるにつれ、腹痛だけでなく、めまいや頭痛などの症状も出現しています。

このときの両親の対応としては**受容的**、**支持的**（「怠けている」と責めない、叱らない、本人のペースで過ごしてもらう）に接することです。精神科、心療内科などで一旦うつと診断されたら病気を受け入れて、一緒に治療をしていくことが重要です。

③適切な医療機関、相談窓口を知っておく

では、うつ病のサインを感じたときにどこに相談すればいいのでしょうか？
以下に相談窓口を列挙します。

●養護教諭、スクールカウンセラー

一番、身近なのは学校の養護の先生でしょう。養護の先生は保健室にいます。保健室は教室から離れたところにあるため、相談もしやすい環境といえます。またスクールカウンセラーなどに相談するのもよいでしょう。スクールカウンセラーは、元学校教師や臨床心理士がしており、子どもの悩みなどを聞いてあげることができます。

●精神科、心療内科

精神科はうつ病、統合失調症、認知症、神経症などを主に診ている科です。精神科というとかなり行きづらい感じがするかもしれませんが、最近は昔と比べると随分行きやすい雰囲気になっています。診察の結果、場合によっては、入院治療も必要になってくるかもしれません。自殺の危険性が切迫しているときなどは、速やかに入院治療を受けることを勧めます。

●小児科

小児科は、小さい頃からかかっているため、本人にとってはかかりやすい科だといえます。いろいろな話をきいてもらい、必要であれば精神科を紹介してもらうこともできるでしょう。

●内科などその他の科

その他の科でも専門的な治療は受けられませんが、身体症状があったときなどは、受診してみてもいいでしょう。重要なのは、本人だけだと身体症状しか言わないときもあるので、気になる点があれば、受診したドクターに精神的に不安定なことを親から説明するといいかもしれません。

●精神保健福祉センター

各都道府県にあります。お子さんにうつ病などの精神疾患が疑われる場合は相談するとよいでしょう。

④治療中の対応

Ｑ：うつ病と診断され、治療がはじまったときに両親はどのように対応すればいいのでしょうか？

Ａ：うつ病の治療は「休養」と「薬」が２つの大きな治療です。

休養については、本人のペースで過ごすことが必要です。ごろごろとしていたりしても**責めたり叱ったりせずにあたたかく見守ってあげましょう。**

一番、対応でよくないのは本人を追い込むことです。本人はもうすでに自分を追い込んでいる状態です。そのため、さらに周囲から追い詰められると耐え切れなくなります。先のことや今、抱えている問題は、後回しにしてうつを治療することに専念しましょう。

しかし、だからといって、すべてを本人も思い通りにすればいいわけではありません。**生活のリズム、規則正しい薬の内服など、守るべきところはしっかりと守っていきましょう。**また先々のことを本人が気にしたとしても「今は病気を治療することが一番大事であること」を説明しましょう。

一見、何もしないで寝てばかりいるのをみると「何もしないで怠けている」と思ってしまうかもしれません。しかし「現在は治療中だから**休養が大事」ということを認識して見守る**ことが重要です。うつ病の治療は絶対に焦ってはいけません。

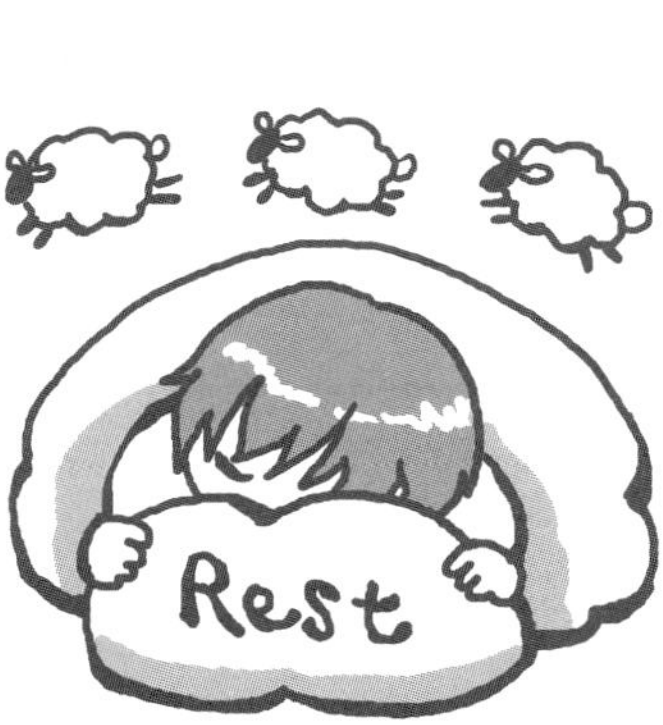

⑤うつ病の薬について

抗うつ薬には、いろいろなものがあります。従来の三環系抗うつ薬、四環系抗うつ薬、SSRI、SNRIなどです。薬は主治医の処方に従い、規則正しく服用しましょう。

●三環系抗うつ薬（商品名：アナフラニール、トリプタノール等）
特徴：うつ病に有効ですが、副作用が多いのが欠点です。

●四環系抗うつ薬（商品名：テトラミド、ルジオミール、テシプール等）
特徴：三環系抗うつ薬より副作用が少ないとされています。

●SSRI（商品名：ルボックス、デプロメール、パキシル、ジェイゾロフト等）
特徴：三環系抗うつ薬と同等の抗うつ作用を有しますが、副作用が少ないため精神科領域で幅広く使われています。うつ病の治療薬として有用ですが、まれに投与後に自殺に関するリスクが増加したとの報告もありましたので、自殺念慮や自殺企図が認められる子どもへの投与は慎重に行う必要があります。

●ＳＮＲＩ（商品名：トレドミン）
特徴：三環系抗うつ薬やＳＳＲＩと同等の抗うつ作用を有し、副作用も少ないのが特徴です。

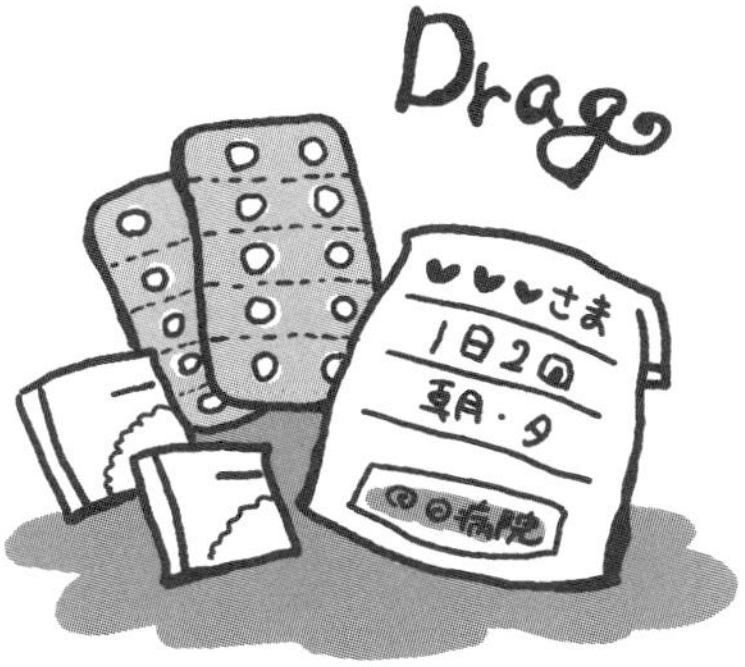

⑥復学にむけて

うつ病が改善すると不眠や食欲低下もなくなり、徐々に活動性もあがってきます。簡単な作業や読書などができるようになってきます。そうなると、これから復学（または復職）という話になってきます。

ここで大事なのは**「段階をふむ」**ことです。絶対に焦ったり、急に復学してはいけません。ゆっくりと段階をふまなければいけません。

では、具体的にはどのように段階をふめばよいのでしょう？

それについて決まったものはありません。本人のペースを考えながら学校側と相談して決めていくのがよいでしょう。

例：第1段階　保健室登校のみ（特に時間は決めず）
第2段階　保健室登校＋保健室から教室へ（教室にいる時間は1時限だけ）
第3段階　保健室登校＋保健室から教室へ（教室にいる時間は午前中）
第4段階　直接登校（午前中のみ、きついときは早退または保健室）
第5段階　直接登校（終日、きついときは早退または保健室）

復学する際には、同級生などに病気の説明をどうするかを考えておかないといけない場合もあるでしょう。

本人がうつ病を受け入れて、同級生への周知を希望していれば、正直に「うつ病」と説明してもいいかもしれません。しかし、本人が「隠したい」「あまり言いたくない」という思いが強ければ、本人や主治医と相談しましょう。

何度も繰り返すようですが、回復期には「焦り」「急に～」というのは禁忌です。**本人の状態をみながら段階をふんでいきましょう。**

もし、うまく復学できなかったり、途中でつまずいたりしても、それまで出来たことを評価してあげることが大事です。

うつ病の時には、悪いことやできないことなどの否定的な考えが自分の意思に反して次々に浮かんでくることが多いのです。そういった部分をみるのではなくて「**できていること、できたこと、いいこと**」**に目をむけ、評価してあげましょう。**そのためにも目標設定は、高すぎないほうがよいでしょう。

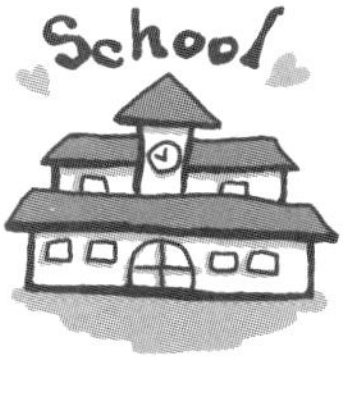

⑦再発予防

うつ病になり、治療してよくなり、復学しました。そこで「やっと長期にわたった治療が終わった」と考えてはいけません。**うつ病は再発する可能性のある病気です。**

ここでは、うつの再発予防について述べたいと思います。

まず、うつになりやすい**性格**というのがあります。精神科ではメランコリー型といわれる性格傾向です。以下のような特徴があります。

- 生真面目
- 融通がきかない
- 物事を白黒はっきりつけたがる
- 完璧主義
- なんでも100％じゃないと気がすまない
- なんでも熱心に行う

このような方は、自分自身を追い込みやすく、ストレスをためやすい性格です。いわゆる優等生で、はたからみると、何にでも積極的でいろいろなことを引き受けるタイプですが、その中身は、疲れきってしまうこともあり、休んだりさぼったりすることを知りません。それに加えて何でも完璧にこなそうとするので、あるとき無理が生じて、うつになってしまうというわけです。

大人だと自分の性格をわかっていたり、客観視することができますが、思春期は、そうはいきません。逃げ場がないことに悩み、誰にも相談できずに、うつになっていくのです。

このような性格であれば**適度に休養したり、無理をしすぎないことを教えるのもうつを予防するひとつの手です**。また、何かあったときに自分のことを相談できる友人や家族、親戚などを知っておくことも重要です。ストレスの解消方法を知っておくのも重要でしょう。スポーツをする、音楽を聴く、趣味にはげむなど本人のストレス解消法なども知っておくとよいでしょう。

Ⅱ 教師の対応

学校は中学生、高校生にとっては、ひとつの大きな社会です。大人で言えば会社と同じです。現在の学校では、受験勉強や部活と忙しい充実した毎日を送っている生徒もいますが、皆が皆、そういうわけではありません。中には入学はしたものの、まったく登校しなかったり一日の大半を保健室で過ごしたりする生徒もいます。

もともと思春期であることに加えて、人格的にも未熟であるため、様々なことで悩むのは当然といえば当然のことでしょう。悩んでも友人や先輩、時には先生や親に相談することで解決する生徒もいますが、誰にも相談することができずに、悶々と悩んでいる生徒も少なくないでしょう。様々なストレスを抱えてうつ病になっていく生徒も少なからずいるはずです。

①うつ病のサインに気づく

Ｑ：もし生徒がうつになったときに、教師として何をしてあげられるでしょうか？

Ａ：まず、第１段階としては「うつ病に気づく」ことです。

うつ病のサインとしては以下のようなものがあげられます。

- 表情がいつ見ても暗い、活気がない
- 休みがちになった
- 遅刻が多くなった
- 食欲がない
- やる気がない
- 体重が急激に減った
- すぐに疲れる
- 友達とあまり話をしなくなった

以上のような症状に気づいたら、両親に連絡をとるなどして、本人の詳しい状況を知ることが大切です。両親にも話をきいて、うつ病が疑われるようであれば、本人に養護教諭やスクールカウンセラーに相談するように勧めてもよいでしょう。

もちろん、本人に配慮して「話したことは他言しない」約束をすることや他の生徒がいない時間帯や場所で相談にのってあげることが必要です。

②うつ病の治療

精神科、心療内科などを受診後、治療がはじまったときはどのようにすればよいでしょう？　まずは、学校は休むことになるでしょうから学校で何かをするということはあまりないかもしれません。

しかし、**医療機関やご家族との連携は重要です**ので主治医の先生またはご両親には定期的に病状を聞いたほうがよいでしょう。

③学校に登校し始める時期

うつ病がよくなっても急に学校にフルタイムで登校することはまずありません。**リハビリの期間が必要です**。特にリハビリ期間として決まったものはありませんが、その生徒にあったペースで進めていくことが大事でしょう。

この時期、表情などはよく一見すると元の本人に戻っているように見えても、実はまだまだです。生徒によっては「今までの分を取り戻そう」などと頑張る生徒もいるでしょうが、リハビリ期間であることを説明し無理をしすぎないようにアドバイスすること、無理をしていないか注意してみることが重要でしょう。

④うつ病の薬について

うつ病の治療として薬物療法は不可欠ですから、学校で薬を飲む機会もあるかもしれません。定期的な服薬は非常に重要ですが、同級生に知られたくないという生徒もいるでしょうから、飲むときは保健室などで飲ませるなどの配慮も必要でしょう。

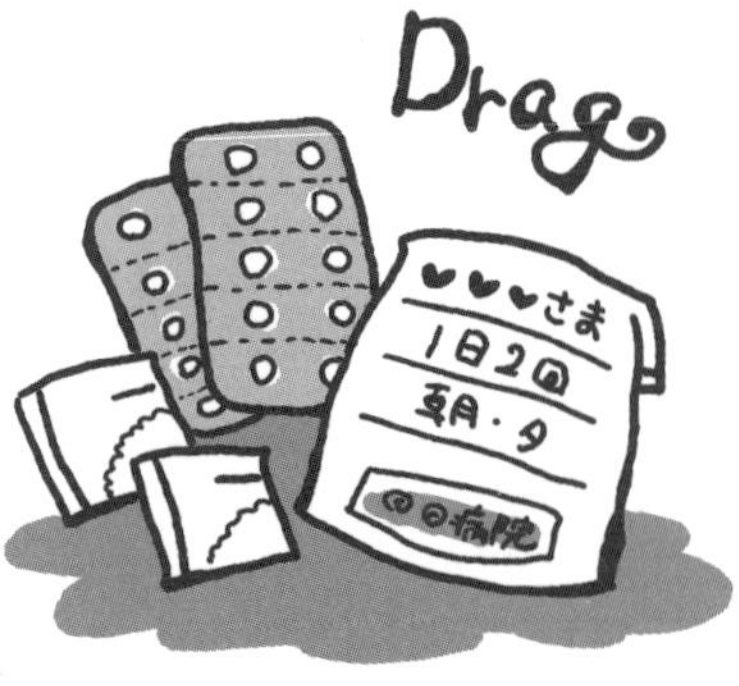

⑤医療機関との連携

うつ病をとりまく医療機関としては精神科クリニック、精神科病院、心療内科クリニックなどがあります。以下のようなスタッフが対応します。

●精神科医、心療内科医

精神科医はうつ病だけでなく統合失調症、摂食障害など幅広く診療しています。うつ病が疑われたときは、まず精神科医、心療内科医に相談することが重要です。薬についての相談なども精神科医、心療内科医にするべきでしょう。

●臨床心理士

いわゆるカウンセラーという人たちです。心理検査を行ったり、治療のうえで必要と判断されればカウンセリングが行われます。

●精神保健福祉士

精神科患者さんの経済的な問題や家族の問題など幅広く介入する専門職です。中高生が関わることは少ないかもしれませんが、たとえば家族に問題があるときなどは関わってくることもあるでしょう。

●看護師

入院の際には、患者さんの日常生活をサポートします。患者さんが気軽に相談できますので生活面をよく把握しています。

●作業療法士

リハビリテーションを担当します。うつ病の場合では回復期に作業療法やデイケアを利用するかもしれません。

●こんなときどうする？（Part 3）

●リストカット

現在、リストカットは最も有名な自傷行為のひとつでしょう。はさみ、カッター、かみそりなどの刃物で傷をつけたりします。中には爪で傷をつけたりする子もいるでしょう。自傷行為の理由はいろいろあるでしょうが、衝動性、いらいらをコントロールできていないことは確かです。

周囲ができることとしては、刃物などの危険物を遠ざける、自傷したくなったときに訴えてもらい対応するなどがあるでしょう。

しかし、頻回なときや激しい自傷があるときは、早めの受診をすすめましょう。いずれにせよ、リストカットや行動化に周囲が振り回されず、冷静に対処することが重要でしょう。

●暴力

いらいらなどが高まり暴力をふるう子どももいるでしょう。たとえ病気だったとしても暴力は絶対に許されません。主治医に対応を相談しましょう。いちじるしい暴力があるときは、警察の介入なども必要でしょう。

●過食、嘔吐

これもひとつの衝動行為といえるでしょう。太ることが怖かったり、やせているにも関わらず「太っている」と間違った体型の認識をしてしまう摂食障害に多くみられる症状ですが、うつ病でも過食が生じることはあります。こういった症状がみられたときは、気持ちの不安定さのサインですから早めの受診をすすめましょう。

参考図書

傳田　健三　『小児のうつと不安診断と治療の最前線』新興医学出版社
傳田　健三　『子どものうつ病』金剛出版
傳田　健三　『プチうつ気分とのつきあい方』講談社
越野　好文　『マンガ心のレスキュー』北大路書房
越野　好文　『うつのとっても基本のガイド』講談社
奥山眞紀子　『こどものうつハンドブック』診断と治療社
山崎　勝之　『うつ病予防教育』東山書房

あとがき

今回われわれは、中・高校生のうつ病教育を目的とした教育マンガを作成しました。中学生編のナルト君は、典型的で分かりやすいうつ病の症例、高校生編のうつかさんは、多少、思春期特性を盛り込みながら、読んでいて飽きないように少し笑いも入れています。

マンガの製作に際しましては、プロのマンガ家さんへの依頼も考えましたが、多少うつ病について勉強していただくにしても、完全に医療者のレベルまでうつ病を理解していただくのは難しいので、細かい表現や感覚のズレが心配されました。かといって、私たちは、マンガをまったく描けません。その結果、元精神科の看護師でマンガの描ける私の妻に原稿を依頼することにしました。

早速、夫婦でいろいろ調べ、モニター画面上でマンガ製作ができるComic studioというパソコンソフトを発見し、「これは便利だ！」と考え衝動買いしました。しかし操作が複雑でまったく使いこなせず、2週間後にはYahoo! オークションに出品し、売り払いました。結局、原稿は手書きになり、マンガに詳しい同じ医局の森先生にセリフ・背景入れをお願いすることになりました。妻は子どもを寝かしつけて家事を済ませた後の僅かな時間で描いておりましたので、いつも寝不足で大変そうでしたが、何とか完成してくれました。

私は何をしていたかというと寺尾教授に御指導していただきながらマンガのストーリーを担当しました。その後の作画ではアシスタントとして消しゴムかけやトーン貼りなど地味な作業をしましたが、マンガの世界の大変さが少し分かった気がしました。

マンガという馴染みやすい教材ですので、中高生が本書を通じて「自分がうつ病になったら」「周りの友達がうつ病になったら」「家族がうつ病になったら」どう対処したらいいかを理解していただければ幸いです。

二〇〇八年十一月

松下　裕貴

＊松下　裕貴（まつした　ひろたか）
2000年　大分医科大学医学部卒業
2000年　大分医科大学医学部附属病院（精神科神経科）医員（研修医）
2002年　大分医科大学医学部附属病院（精神科神経科）医員
2006年　大分大学医学部精神神経医学教室助手（助教）　現在に至る

＊塩月　一平（しおつき　いっぺい）
2001年　大分医科大学医学部卒業
2001年　大分医科大学医学部附属病院（精神科神経科）医員（研修医）
2003年　大分医科大学医学部附属病院（精神科神経科）医員
2006年　大分大学医学部附属病院（精神科神経科）医員
2008年　大分大学医学部附属病院　特任助教　現在に至る

＊森　亜由実（もり　あゆみ）
2005年　大分大学医学部卒業
2005年　大分大学医学部卒後研修センター研修医
2007年　大分大学医学部附属病院（精神科神経科）医員　現在に至る

＊寺尾　岳（てらお　たけし）
1985年　産業医科大学医学部卒業
1989年　産業医科大学医学部精神医学講座助手
1995年　産業医科大学医学部精神医学講座講師
1999年　オックスフォード大学医学部精神医学講座へ留学
2000年　産業医科大学医学部精神医学講座助教授
2004年　大分大学医学部精神神経医学講座教授　現在に至る

第1版発行　2009年1月20日

マンガで学ぶ
うつ病治療記
—中学生 宇津《うつ》 成人《なると》くんと
高校生 尻沢《しりざわ》 美香《うつか》さんの場合—

（定価はカバーに表示してあります）

著者　松下　裕貴
塩月　一平
森　亜由美
寺尾　岳

発行所　株式会社 新興医学出版社
発行者　服部治夫
〒113-0033　東京都文京区本郷6丁目26番8号
電話　03（3816）2853　FAX　03（3816）2895

印刷　株式会社 藤美社　ISBN978-4-88002-802-6　郵便振替　00120-8-191625